當中醫遇上西醫

——歷史與省思

增訂版

區結成　著

梁秉中教授序

2004 年初版

現代西醫經歷過很長遠的傳統：草藥、冶金術等，基本上與中醫的遠古傳統非常相似。解剖學，隨著生理和病理學的發展，把西醫學完全改觀。今天，除了醫學史家，再沒有人記得遠古的西醫傳統，其實完全與中醫，或者其他古醫學（如印度 Ayurveda）沒有兩樣。

一些拜服中醫藥作為國粹，或者失望於高科技西醫而寄望於傳統中醫藥的病患者，儘管假定了自己追隨著一套古傳的陰陽五行學說，以求解脫，但對近百年來，中醫藥隨著科技入侵的演變，已無可避免地相應改變，又知道多少？

辦教育者、提供服務者，為了資源的考慮，巧妙地把中醫藥定位到必須繼續依附在陰陽五行學說，因此省免了科技資源要求的軌道上，又是否知道近百年的變化，中醫藥的軌跡，其實已無可避免地走進了科技的要求？單純的陰陽五行，早已不可能廣為現代人接受。

至於研究一項，矛盾更難解決。中醫藥強調經驗和獨立病例的分析和記錄，與科學尋求客觀統合的研究方向背道而馳。究竟矛盾

怎樣解決？有假定傳統理念必須保留者，堅持傳統方針不能放棄，必須包涵在任何研究項目之內，最簡單莫如邀請中醫按照他的傳統見解發揮，只要在分析之時，使用科學方法便可。表面簡單的折衷，是否真能實施，有待考證。

當前華人社會的中醫藥施受情況，正面臨這傳統的假定和不同程度的現代化的影響。實際情況難以看得通、說得清楚。最好還是憑著假定辦事，否則迷惘更影響辦事效率。

區結成醫生是西醫，受的是良好的現代醫學教育，治理病人的豐富經驗都在先進的醫院中累積，思維的軌跡自然難以脫離科技邏輯。雖然他的著作題目定為《當中醫遇上西醫——歷史與省思》，若改之為《當西醫遇上中醫》，可能亦屬適當。也許假若沒有世界性的對科技的一些迷惘，內地認中醫藥為傳統光榮的執著，加上香港回歸前後對中醫藥的重新定位，極具識見如區結成醫生者，也不一定認真地探討他本科外的，科技主流之外的「另類醫療」吧？

西醫遇上中醫，若索性不理不睬，也不至於影響業務。西醫守則

當中，歷來便有一條：不容許與主流之外的醫療系統聯繫溝通，這助長了西醫對中醫的忽視忽略。區醫生接受了醫療服務基本上應屬多元，而非單元，因此如他所說：「假裝中醫藥與西醫互不相干，便等同卸責。」因此，他便感到遇上中醫必具省思的需要。

區醫生選擇了從歷史去探索，作為省思的方向。因為早就提出了醫學是多元的，中西醫孰優孰劣的辯論，不必要尋求絕對，很多文化和傳統的難題，也便容易處理。沒有華裔的讀書人或普通人，會絕對地懷疑傳統中醫藥的實際價值。那極長的歷史，完整的系統，超越其他體系的姿采，確令人拜服。不同程度的理解當中，批判者有之，但全面否定者實在少見。正如孔孟於華人心坎之中，無論批判傾向多尖刻，亦難見全面否定也。華人之對中醫藥，因此容易產生盲目信奉，甚至迷信的情況。當西學傳入中國，科技給予傳統中醫藥很大的衝擊之時，衛道者自然產生屈辱之苦。時至今日的香港，我們仍屢聞中醫藥受壓制的傾訴。西醫面對現實的文化衝擊，往往被迫表態。區醫生選擇了歷史的方向，作為省思的主線，於是巧妙地避開了表態的需要。

可是，西醫論中醫，真能逃避表態嗎？區結成戰戰兢兢，絕不表

示主觀批評，客觀地細述中醫藥近百年的發展，讀者容易看得出他的厚道和客氣。可是，中醫在現代的發展史，基本上便屬於它的衰落史，無論多麼小心，也遮蓋不了，在現代科技的進攻底下，中醫藥被霸道得永無止境的勢力推倒，退縮到喪失主導的實況，實也難怪血淚的傾訴了。

到今天，原產中醫的內地，中醫人數佔醫生的五分一，所謂「中醫醫院」數目只佔十分一，而該等醫院的每年開支，60% 以上竟花在西醫西藥上。這不是倒退的最佳證明嗎？百年來，中醫謀求振作自強，嘗試把科技引進中醫領域，加強診斷，補充治療。結果如何？是實際充實？還是引狼入室？反正衛道者有中醫藥不科學化必被廢，科學化也被廢的消極看法。

問題在：科技滋潤著西醫西藥，能量極大，看似永無止境，日新月異。科學發展的傾向是單元的，不斷尋求絕對正確的辦法，不會給予傳統醫藥保留自己的空間。傳統醫藥只有在那霸王清洗的陣地之上招架。

如果能量無限的科學，真能給我們解決所有的健康問題，無論接

受服務者和行醫者，的確只需循著科技的方向追求便可。可惜，在病因病原邏輯複雜的領域，科技的貢獻離開理想仍遠。且看敏感、病毒、衰老、失調、癌症等領域，仍缺乏徹底解決的辦法。土辛現代的科技，既非全面解救系統，多元的取向便有其必要，中醫藥便有保存和發展的空間，使其追上時代了。

西醫之參與「中西醫結合」，其出發點便應源自實際補充西醫之不足的考慮上。不必受政治原因、文化傾向、社會壓力等勢力的影響。

半世紀以來，在中國境外，西醫藥主導，另類醫療屬於輔助性質。中國境內，國家政策是中西醫結合，亦見實際措施，如教育機構、服務設施的制度化和興建，都有具體的增加。可是，科技的多功能力量和實踐的成果，不留餘地地腐蝕中醫藥，不斷地搶奪使用者，造成中西醫結合沾上有名無實之嫌。

所謂「結合」，是平均使用，公平發展，還是西醫加用中藥，中醫加用西藥？

平均使用中西醫藥，或者說，平均分配資源，投入中醫藥或西醫藥，在「文化大革命」時期，醫療上的行政指令，的確也曾實施。其結果不但使部分病者吃虧，還大大打擊西醫對使用中醫藥的信心。

公平發展呢？樂見如此，但能體現嗎？科技的成果，造成了它的專橫跋扈，早已形成唯我獨尊之勢，除非傳統醫學能及時引進科學，利用科學，否則只好安於自我封閉了。

因此，從病者的實際需要考慮，還是西醫和中醫，各自把自己的能力規範，再在自覺不足而存在缺陷的地方，使用中藥（西醫）或西藥（中醫）好。

區醫生沒有給多元化醫學提供答案，或研究解決辦法。他只肯定醫治疾病的過程，應該是多元化的，中西兩個不同的制度亦可共存共進。我在這裏一沒有更高的能力去提供中西醫結合的辦法；二也沒有叨了區醫生的光，看了他的著作而想通了點。但其實我不能樂觀。不能樂觀，原因在於區醫生提出的兩點：第一，科技發展的速度太急速，勢不留人；第二，現代人要求硬闖關，把沒

有好好交代的道理都要求作好整理。我對中醫藥認識不夠，不知道中醫藥硬闖關的能力。

其實，區結成醫生對硬闖關也略見消極。他用了三章的篇幅，分別解釋中醫的三個重要道理：第一，陰陽五行之道；第二，臟腑理論；第三，辨證論治。他多方考據，仍找不出把三大理論現代化，使用科學方法去作出現代解釋的具體辦法。

也許，作為西醫的我們，只要放下其實與我們專業殊不對稱的優越感，既可繼續使用我們熟悉的西醫和西藥，同時認清自己業內缺陷，尋求中醫中藥補足，便能進一步發揮醫者的責任了吧。在這程序當中，使用西醫常規的研究方法，去證實療效，加以記錄和推廣，也許能把現代醫學和傳統醫學帶到一個新境界。

在未懂得怎樣改造中醫藥之前，西醫願作此取巧嘗試，將給人類健康作出重要的貢獻。願意參與實踐行列的西醫，若能細閱本書，一方面對中醫的演變和近百年受西方科學衝擊引起的變化，能掌握重要資料；另一方面，亦能夠從西醫的思維，了解最重要的中醫理論。

在甚麼都講求專科的今天，若所有人都接受中醫中藥成為一門專科，使其得以接受轉介，提供專門服務，那麼很多問題（如中醫的地位、權限、教育需求等）都能立刻解決。專科者，承認非屬萬能而在某方面有過人本事也。那不是既保障權利，同時又謙和共處嗎？

梁秉中

香港中文大學中醫中藥研究所

2003 年 7 月

林志秀教授序

踏入二十一世紀不久，我們便遇上一場名為 SARS 的瘟疫。十六年之後，當人們對 SARS 的記憶漸漸淡去之際，一場更為塗炭生靈且曠日持久的新冠肺炎疫潮，再次席捲全球，各國和地區的醫療衛生系統無不面臨前所未有的挑戰。中國內地應對這次世紀疫症，採用了中西醫結合防治的手段，效果卓著。香港地區的醫療體制不同，中醫的參與較少。

中西醫原屬於不同的醫學體系，比較其孰優孰劣，以及是否能夠結合在一起醫治疾病，尤其是針對新冠肺炎這種突發性傳染病，無疑是個十分吸晴的話題。對這個話題的關注，我相信不只限於醫學史專家和醫護工作者，普羅大眾也會饒有興趣，皆因醫學，無論中西，確實與我們的身體健康息息相關。

然而，中西醫學的比較，向來都非易事。雖然至今為止有關這個論題的著述多如牛毛，但真正能令普通讀者提起興趣者卻是鳳毛麟角，而本世紀初出版的《當中醫遇上西醫》當屬其中的佼佼者。該書在 2003 年便出版發行，銷量不俗。約二十年後的 2022 年，出版社提議再版，並作適當修改和更新 —— 相信中西醫學比較和中西醫結合等題材居高不下的熱度，是本書歷久彌新的一

個原因吧。本書作者區結成醫生是位善於思考的學者型醫學專才，同時還是位生命倫理學者，在醫務和醫事管理之餘，勤於筆耕，已出版多本醫療和倫理相關書籍，在香港醫學界享負盛譽。在我認識的眾多醫生中，區醫生對中西醫學的對比研究情有獨鍾。本書詳細梳理中西醫兩種醫學範式的歷史軌跡和特色，對兩者的評估和對比甚為深刻到位，且行文思路清晰，邏輯縝密，為一本不可多得的集合醫學文獻、歷史和哲學的專著，值得當今醫學工作者和對醫學模式感興趣的人士細讀。

在「歷史篇」，作者羅列了中西醫學在十九世紀前後發展的重要軌跡和坐標，將中西醫學各自的脈絡伸展和特徵給予精妙的概況和總結，其中描述了很多重要的醫學事件、偉大醫家故事，頗具趣味與可讀性，著實能讓讀者增長醫學史方面的知識。

「論爭篇」介紹了中醫遇上西醫的歷史淵源，以及西醫對中醫的衝擊，乃至中醫自信和生存的危機感，當中尤以對余巖批判和全盤否定中醫的描述最為翔實，滿滿的史料，令人感慨中醫在那個風雨飄搖時代的悲摧命運。這些史實也令我們認識到當中國文化處於弱勢、守勢時，中醫學也無可避免受到歧視和排擠。同時令

我們堅信，當中國文化回歸世界文明舞台中心時，中醫學的地位也會水漲船高，揚眉吐氣。

「醫學篇」為讀者科普了一些中醫學的重要理論和治療方法，如五行理論、臟象學說、針灸、腧穴，以及證的重要性等。身為西醫，作者對中醫諸多抽象理論的描述和概括，甚為精準。他以獨特的視角，深入淺出地闡釋這些中醫理論，發中醫所未發，使非中醫專業的讀者也能在很短時間內掌握這些中醫核心概念及其臨床意義。

「現代篇」是本書的高潮，穿越到現代，精確剖析中西醫的異同，如中醫以辨證為特長，西醫則擅於疾病的診斷，即所謂「西醫辨病，中醫辨證」。還有現代西方醫學的精密化和實證化，針對中醫的非實證化和非邏輯化，以及循證醫學對中醫治療效果評價所造成的挑戰。這些中西醫的迥異，確實仍然是現在兩種醫學範式之間的張力，更是中醫在現代發展過程面臨的困境，因為中醫若不以科學的方向發展，將面臨被現代社會所淘汰；而跟隨現代醫學的科學發展，恐怕又將失去中醫固有的特色，為諸多「鐵桿中醫」（「鐵桿中醫」一詞是由已故國醫大師鄧鐵濤教授於

2009 年提出，指那些堅守中醫信念，堅持走中醫自己道路的中醫人。）所不容。如何化解這一矛盾，作者提供了較為可行的方案，即是借助現代科學的嚴謹性，建立一套客觀而有公信力的自我判別和評價制度與標準，這樣可以避免中醫的西醫化危險，同時沿著自身的特色，通過科學的關口，登上與現代西醫學較為接近的學術平台。作者多次強調建立適合中醫學臨床評價體系的重要性，是身為西醫的作者對中醫發展的真知灼見，值得中醫人的重視。

讀完《當中醫遇上西醫──歷史與省思》，我認為中西醫的比較，不是兩種醫學體系的對決，也不是誰取代誰的問題。西醫因為和科學發展捆綁在一起，其在全球醫療體系中的主導地位是不可撼動的；而中醫在經歷了上個世紀初那場取締風波的洗禮，隨後在教育、學術和制度上不斷完善發展，到今天仍然屹立不倒，顯然有其合理性，也不可能被埋沒。及至 COVID-19 一疫，西醫對中醫的存疑已經與日遞減。今天我們探討中西醫結合，是如何做到優勢互補，取長補短，共同提高，使我們的醫療系統更加多元化，更好地服務病人，更好地維護市民大眾的健康福祉。

總而言之，本書是一本頗能刺激讀者持續思考的好書，尤其在香港勁力推動中西醫結合的當下，更顯其實際意義。有感於斯，不揣簡陋，樂為之序。

林志秀

香港中文大學中西醫結合醫學研究所所長

香港中西醫結合醫學會會長

2022 年 6 月 21 日 於沙田

自序

2021 年 11 月底，香港三聯出版部編輯李小姐傳來電郵，提議再版《當中醫遇上西醫》，並作修訂。我建議除了基本的修訂外，可增寫一章，補充新近對中醫學發展的觀察，以及它面對的現代醫學的挑戰。這是 2023 年再版的緣起。

《當中醫遇上西醫》是 2003 年在香港慘烈的 SARS 抗疫時期寫成的。現在重拾這題目時，我們又陷入另一場更慘烈的全球瘟疫中。在 2022 年初，新冠病毒瘟疫（世衛命名為 COVID-19，病毒名為 SARS-CoV-2）肆虐全球已兩年，未見終點。在兩場全球瘟疫之間，十多年間醫事幾番新，今天中西醫學的差距如何？中醫學在未來的發展是否更為廣闊？

我出版過十數本題材各異的書，沒有一本像《當中醫遇上西醫》這樣，不時回來探訪，提醒我它還有生命。在它初版面世之後的十多年間，我的醫務生涯已數次轉軌，近年在香港中文大學從事生命倫理學和醫學倫理的教研工作。我漸行漸遠，它卻又來訪。

如果想像一本書自有生命，那麼它應該像人一樣可以有自己的「履歷」。《當中醫遇上西醫》的簡歷是這樣的：

2004 年　　　香港第一版

2005 年　　　內地簡體字版

2007 年　　　香港第一版第三次印刷

2007 年　　　內地版獲「國家圖書館义津圖書獎」

2010 年　　　韓文譯本在南韓出版

2018 年　　　內地版第七次印刷

2023 年　　　香港再版

表列不是為自我表揚，只是回顧時見到它的壽命比我預期的長。我的創作習慣是完成一個階段的探索和思考之後，就放下主題，移往新的範圍。對中西醫學的思考，大概在 2006 年告一段落了，這本書卻有長長的尾巴。

順著這點因緣，把全書再校讀修訂了一次，並在書的最後部分添上新一章，題為「十年醫事幾番新」。書之末有「餘緒」，記述了今天的我對中醫發展的內在挑戰的管見。

區結成

前言

從帶狀疱疹說起

帶狀疱疹（herpes zoster）是一種劇痛的急性皮膚病，中醫稱為「蛇丹」，俗稱「生蛇」，又稱「纏腰龍」。這是由帶狀疱疹病毒感染脊髓神經節段（neurotome）的背根（dorsal root），或面部的三叉神經節引致的。在潛伏一段時期之後，到身體免疫機能衰弱時，疱疹就發出來；而與神經節段對應的皮膚區，便會出現極痛楚的疱疹紅斑。

人體的皮膚表面就像一幅地圖，皮膚區與神經節有內在的關連。由脊髓背根神經節供應的皮膚區，稱為「皮節」（dermatome）。從疱疹紅斑的位置與範圍，可以準確斷定受到病毒感染的是哪一段（或幾段）神經節。

1977 年，我在美國布朗大學醫學院唸一年級，課餘看中醫針灸書。來到「皮節」這一課，我想既然帶狀疱疹在脊髓神經的病變與皮節徵狀是相對應的，那麼，針灸的機理，可能便是刺激皮節，反方向對與該脊髓神經節相關的內臟發生作用。例如針刺腳底「湧泉穴」，皮節是 Sacral 段的 S1，而 S1 神經與泌尿功能及

性功能相關，這便可以解釋中醫「湧泉穴」在這些範圍的治療作用。

我問解剖學系講座教授這是否一個值得研究的題目。老教授是一本活的解剖學百科全書，樣貌有一點像從文藝復興時期掉進現代的醫學家。他拉下老花鏡，帶笑地說：「很多人已經這樣想過了。如果針灸的機理是這樣簡單就好了。」

閱讀中醫書的興趣，從大學延續至今回港行醫之後，其間也在香港大學的進修課程讀過兩年針灸學。出於興趣，在多年裏讀了不少中西醫學史的資料，斷斷續續地思考中西醫學在歷史上怎樣殊途、在現代如何相通等問題。2002 年，我參與了香港醫院管理局剛起步的中醫服務發展籌劃，又與一些中西醫朋友成立了香港中西醫結合學會。因著這些活動，時常置身在有關中西醫的討論當中。這一年夏天，動筆梳理手上有關中西醫學相通課題的資料札記，累積了萬餘字。此時因緣際會，遇上香港三聯書店的編輯，從而構思了這個寫作計劃。

中西醫學的結合

中西醫學有異有同，對於兩者如何相通，一個常見的提法是「中西醫結合」。近四十年來，內地在中西醫結合的基礎理論和臨床研究，初見規模。像「中西醫學應否結合、如何結合」這一類課題，論者甚多，各有定見。而這些幾乎無一例外地是中醫學者的著作。中醫學者討論的起點，常是「中醫的未來」、「中醫往何處去」這些問題。

「中西醫結合」有兩個不同層面的意涵。寬泛地說，匯通中西醫的診治概念與方法，互補或並行地施用在病者身上，便是「中西醫結合」。清末的王清任，民國初年的惲鐵樵、張錫純是先行者；現代不少西醫也樂見病人從中醫藥治療中得益，例如針灸作為輔助治療痛症、中藥用於輔助癌病化療等，這在現代西方稱為「補足及另類醫學」（complementary and alternative medicine, 簡稱 CAM）。嚴格的「中西醫結合」提法，則是指二十世紀五十年代由於毛澤東的政治指令式的提倡，內地出現了「中西醫結合醫學」隊伍，與中醫、西醫鼎足而立。「中西醫結合醫學」的隊伍人數不多，他們也不諱言在起步階段，是一個未成熟的學科，甚

至在將來醫學的發展中,「中西醫結合」理論會成為一種過渡性的理論。[1]

從「中西醫結合醫學」的理念出發,一些學者建構出宏大而具野心的理論。祝世訥編著的《中西醫學差異與交融》頗具代表性。作者從「系統論」的觀點提出,中西醫學都有「系統論」的思維:西醫學有「內穩態」(homeostasis)概念,認為平衡(equilibrium)是常態,但這尚未算是充分掌握健康的真諦,因為生命其實是「非平衡的有序穩態」[2];傳統的中醫學亦具有系統論洞見,但比較樸素,應可借現代「系統論」而更上一層樓。祝世訥認為,倘若能令中西醫學交融,便可以產生「新的醫學模式」。這種新的未來醫學是「人醫學」,不是「生物醫學」。要邁向這樣的未來,他主張「西醫要從還原論轉向系統論,中醫要從樸素的系統論上升到現代系統論」,高度發達的系統論將是中西醫統一的新醫學模式的思想基礎。[3]

我的看法是:中醫學對現代醫療的可能貢獻,固然不應止於「補足及另類醫學」,但祈求設計出一種新的平分春色地結合的未來醫學模式,在現實的醫療處境中恐怕只能落空。西醫學在現代

與可見的未來都是由實證科學（positivistic science）與創新科技（innovative technology）所推動的，它不會整體地思考「新的醫學模式」。科學與科技的能量很大，不會釋出甚麼空間由中醫推動根本的範式轉移（paradigm shift）。現代西醫學的思維有「系統論」的成分，傳統中醫學有樸素的系統論的洞悉，這都沒有說錯，但西醫學不會採納以陰陽五行經絡臟腑學說為本的中醫學說。

說到底，西醫學向前的發展，並非以一種「整體主義」的思考形式進行，它不會有計劃地建立一種富革命理想的全新的醫學模式。「人的醫學」對西醫不是陌生的字眼，「整全的醫學」也不是，即使西醫學要探討更加整全的醫治方式，也不會通過中醫學的核心觀念來變革自己。

在現代的學術世界裏，中醫學甚至並未有一個可與西醫學真正對等交談的平台。概念上，「中西醫學」當然可以平等而論，但在臨床上和學術世界裏，中醫學遠非人類醫學的一半，即使在內地也不是。

科學化的問題

中西醫結合的問題常常被人從西醫本位的觀點簡化。不少西醫認為，中醫學最終只能匯歸西方醫學，從而成為現代醫學的一部分。要完全交融，中醫學首先須自我解構。香港一位腎科專家陳文巖對此有言簡意賅的論斷。他慨然道：「病不因人分黑白，豈能臟腑有中西？」進而斷言：「世界上沒有兩種醫學」。[4]

「世界上沒有兩種醫學」，更準確地說，應是指「世界上，不可能有兩種同時符合科學真理卻又互相矛盾的醫學」。人類的醫療文化儘管可以多元，科學真理卻只能有一個。這樣說時，西醫早已佔據了現代科學的高地優勢。

這一本書初動筆時，正值香港回歸祖國的第五年。香港在 1997 年回歸後，政府與學界起步發展中醫藥，春芽紛冒。在香港，發展中醫藥隱含了一絲「償歷史債」的意味。謝永光的《香港中醫藥史話》序言裏，以「血淚」和「屈辱」形容香港中醫藥界近百年間走過的道路。[5] 中醫藥在近代的發展道路多崎嶇、少坦途，固不獨以香港為然。即使在政治上的「好日子」裏，也常帶著危

機感，醫家與學者對中醫的未來常是憂思不斷。他們負著深沉的危機感，反覆思量中醫學在現代如何保存特色和主體性。

這種心情，香港的西醫不容易領會。西醫認為：現代西方醫學的基礎是科學，雖說是來自「西方」，但科學的傳播卻是無視歷史與文化地域疆界的。西方醫學在現代中國已不再是「舶來品」。在中國，憲法規定中醫與西醫的地位平等，但在現實中，西醫的發展依然佔著優勢。當今內地上的醫師人數，西醫比中醫多出數倍，而西醫病床亦佔多數。現實地說，「西醫學」豈非早已是中國的主流醫學？

依此思路，西醫認為，所謂中西醫學相通的問題，根本上只是「中醫科學化」的老問題。「中醫是否科學？如果不是，它能否科學化？如果它算是一種樸素的『前科學』，它能否現代化？」

提出這些問題時，西醫以為只是客觀的理性探討，中醫卻會視為敵意的質問。因著歷史的顛簸和壓抑，「中醫科學化」在中醫界不是一道純學術的課題，甚至不僅僅是「中醫往何處去」的發展策略問題，而更深深地被視為傳統中醫文化的存亡問題。

依我看,「中醫科學化」是一個約束性的提法。以比較開放（open-ended）的探索觀點看,中醫學從傳統進入現代,與西醫學相遇交流、論爭激盪,是既複雜且豐富的歷史旅程,把問題簡化為「中醫科學化」是太平面化了;況且,正如在本書後半部分的論析,醫學本身是怎樣的一種「科學」,也是可以反思的。

中西醫是「兩種醫學」還是「一種醫學」?兩者可否相通?中西醫的立場看似互不相容,各走極端,中間卻有很多可以思辨的空間。要靜心探索中西醫學的道路,可能須首先放下西醫的科學優越感和中醫的歷史心結。

歷史與現代的省思

本書分四部分回顧及反思以上的問題。「歷史篇」把中西醫學放置在十九世紀前的歷史脈絡中對照,追溯它們在現代醫學的誕生前各自的發展;其次講述在十九世紀西醫學東漸時,中醫如何思考探索。「論爭篇」析述從十九世紀末至二十世紀上半葉的中西醫論爭,與中醫面對現代科學衝擊時的掙扎。「醫學篇」討論中醫學的幾個核心學術主題現代化的問題,以及當中的困難與啟

示。「現代篇」探討中醫學「特色論」的意義和局限。中醫學不但要面對快速發展的現代科學醫學，更要面臨嚴苛的循證醫學的挑戰，這是否不可解的困局？

在此書最後定稿階段，我們正處於二十一世紀的第一場全新的瘟疫當中。「嚴重急性呼吸系統綜合症」（SARS）擴散至世界各大洲，中國大陸、香港與台灣地區的疫情尤為慘烈。[6] 在〈2003 年 SARS 瘟疫裏的省思〉一文中，我們發現：中西醫學相遇產生的張力、中醫現代化的挑戰、整合中西醫的問題，並非歷史興趣或哲學思考而已。真實的課題就在當下。

這些課題值得各方共同努力探索。基本上，我並不以為新的人類醫學可以通過一些高層次的宏偉理論催生出來；然而，我更不認為中西醫學永遠只能在各自的軌道獨行。醫學的智慧與洞見最終應是可以相通的。中西醫的相通與整合，不應只是拼湊剪貼，更不能只是讓病人看西醫又兼吃點中藥。匯通中西醫的智慧，需要靈活開放的對話平台，也需要對中醫學在歷史與現代的發展歷程有一點省思。

註

1　張文康主編《中西醫結合醫學》，頁 8。

2　祝世訥《中西醫學差異與交融》，第十章；並可參見本書第七章。

3　祝世訥，同上，頁 177-179。

4　陳文巖〈病不因人分黑白，豈能臟腑有中西？〉，《信報》，2001 年 3 月 3 日。

5　謝永光《香港中醫藥史話》，頁 20。

6　「嚴重急性呼吸系統綜合症」是 Severe Acute Respiratory Syndrome 的香港翻譯，內地譯作「嚴重急性呼吸道症候群」。

目錄

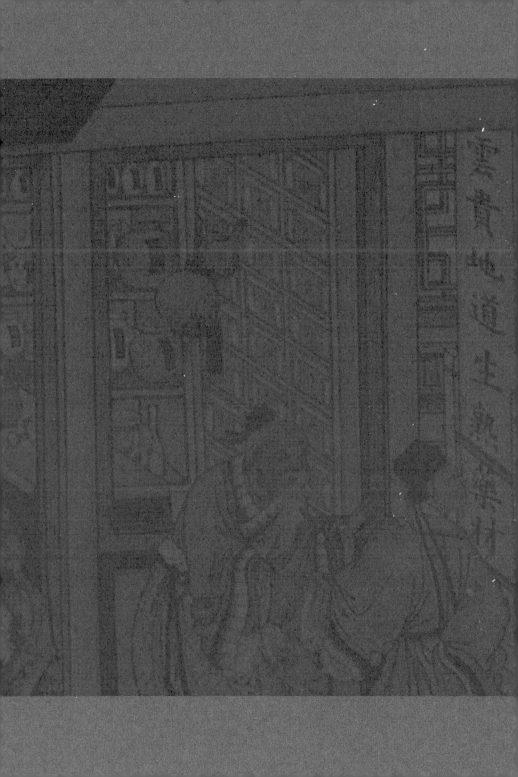

歷史篇

HISTORY

第一章 ⌘ 十九世紀前的西方醫學

在歷史上，中西醫道各有本源，但並不完全相左。十七世紀之前，中西醫學的一些發現與發明有共通性。在漢代，張仲景（約142-210）已提及一種「木賊草本」（horsetail, 即木賊麻黃，Ephedra equisetina），用於治療哮喘症，比西方使用麻黃Ephedrine 早了 1,700 年。[1] 明代張介賓（1543-1640）根據當時的解剖知識和自己的推斷，認為心臟的作用有如一個風箱，這與英國 William Harvey（1578-1657）在 1628 年發表的驚世著作《心臟動作》幾乎在同一年代。[2] 預防天花的人痘術，在西方出現比中國晚，故不少學者認為很可能源自中國。

中西醫學的歷史殊途，關鍵在歐洲文藝復興時期前後，西方自然科學飛躍，近世醫學興起，至十九世紀發展為現代醫學。中國沒有本土的科學革命，但不是沒有可觀的成就。十六世紀李時珍（1518-1593）編著的《本草綱目》，便是百科全書式的藥物經典，即使放置在世界的藥物學歷史裏，也是極不平凡的學術成果。然而，在明清兩朝 500 年間，中醫學並沒有可與西方科學醫學比擬的知識革新。清代「溫病學說」局部挑戰了張仲景的經典學說《傷寒論》，已屬難得的發展。[3]

本章和下一章將分述十九世紀前中西醫學各自的歷史旅程，為以下討論兩者的相遇和現代之路提供基礎。為了方便論述，本書採用「中、西醫學」相互對照的方法。有一些學者卻指出，「中、西醫」的二分法其實是晚近至清末才被提出來的。[4] 醫學史家 Paul Unschuld 亦提出，中國的醫學傳統是多元的，未必適宜

以統一的學說去理解。[5]

因此，在論述中西醫學的歷史和現代進程時，我們要處處提防籠統和標籤式的對比，諸如「中醫學是整體觀、西醫學是還原論」等，以免因為簡化而錯過了裏面重要的課題。

西方醫學的源頭
Origins of Western medicine

現代西方醫學源頭，可追溯到十六至十七世紀。文藝復興時期比利時人 Andreas Vesalius（1514-1564）的人體解剖學、十七世紀英人 William Harvey（1578-1657）的人體血液循環生理學，是其中最鮮明的標誌。然而在列舉文藝復興的科學成就以前，尚須再往上溯源，略述二世紀羅馬時期的蓋倫（Galen of Pergamum, 131- 201），以及之前古希臘的希波克拉底（Hippocrates of Cos, 約公元前 460- 前 377）。

希波克拉底是眾所周知的「西方醫學之父」，然而，就樹立醫學規模與學術研究方法的貢獻而論，蓋倫才是真正的西方醫學的奠基者。關於希波克拉底，Unschuld 開了一個玩笑：希氏的生卒年相當於中國戰國時期，稍先於中醫學的奠基經典《黃帝內經》。〔《黃帝內經》主要包含了西漢（公元前 206 - 公元 8）前後 300 多年不同學派的醫學論著。〕在《內經》裏面，黃帝多番與「岐伯」談論醫道。Unschuld 問：「岐伯」的古代讀音與

Hippocrates 的簡名 Hippo 近似,如果岐伯就是希波克拉底,這豈不便是中西醫切磋醫術的最古老記載?[6]

這樣的揣測只是趣談,但希氏的學說與古代中醫學確有不少共通之處。希氏的生理學以體液說(Humour)為本,認為健康平衡狀態是基於血液(blood)、黏液(phlegm)、黃膽汁(chole)和黑膽汁(melancholia)的內在調和平衡而取得的,失衡則得病。他認為生命之氣 pneuma(或「靈氣」)是由左心室與動脈裝載及輸送,血液則「生於肝」,進入右心室後得到溫煦,再經靜脈分佈全身。血、氣兩個觀念在中醫學同樣重要。希氏的醫學,重點在描述疾病的自然進程(natural course)和預測後果(prognostication),他信奉溫和的治療方法,以助身心自癒。他又把四種體液與「火、水、空氣、土」萬物四元素的哲學思想相結合,在治療上追求「燥、濕、寒、熱」的平衡,其思維方式與中醫學的相通之處,恐怕比現代西醫學更多。

從古希臘到羅馬早期,醫學的中心都在埃及的亞歷山大城(Alexandria)。這裏是希臘與埃及文明的交匯點,各種醫學派別勃興,其中的經驗學派(Empiricist)反對自圓其說又奔放矛盾的希氏思辨醫學,堅持以謙虛的觀察與經驗為診治之本。重視經驗,反對思辨的思想與現代醫學有點相似,不同處在於經驗學派滿足於樸素的觀察,不追問病因,也反對解剖。[7]此外,著名的醫家 Asclepidades(公元前 120- 前 70)也毫不留情地批評希氏的「四元素」和「體液學說」是空想,並譏諷希氏的「氣」、「血」

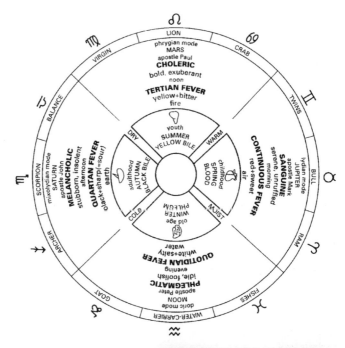

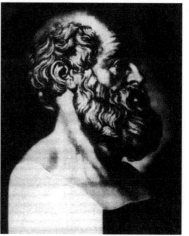

上｜圖為「火、水、空氣、土」四元
　　素理論，與中醫的五行「金、
　　木、水、火、土」有相通之處。

下｜古希臘時期被譽為「西方醫學之
　　父」的希波克拉底（Hippocrates
　　of Cos），信奉溫和的療法，追求
　　平衡，思維方式與中醫學相通。

理論（vitalism）是不符自然的目的論（teleology）。Asclepidades 信奉機械的生物觀，提出「原子在體內運動」的假說，以機械原理去解釋生理現象。他認為，希氏的醫學建基於思辨哲學，太多玄想，並不可取。[8] 在羅馬時期的醫家當中，Celsus（約 14-37）是淵博的百科全書式學者，他並不行醫，但能以醫學思想史家的洞見結合古希臘、羅馬、埃及各醫家之長，判斷有價值的臨床知識何在。[9] 他通曉哲學但不空談玄想，也不人云亦云。他優秀的醫學眼光包括最先確定發炎的四項特徵（熱 calor、紅 rubor、痛 dolor、腫 tumor），以及強調外科手術必須嚴防失血。[10] Celsus 著有普及醫學全書《論醫學》（*De re medicina*），但該書在中世紀已失傳，至文藝復興時期才在佛羅倫斯（Florence）被重新發現並印行於世。

蓋倫的醫學王國
The world of Galenic medicine

在中世紀以至文藝復興前期，蓋倫醫學有近乎定於一尊的權威。蓋倫是希臘、羅馬醫學的集大成者，又是後世西方醫學的宗師。他的醫學著作數量龐大，覆蓋全面。解剖學、生理學、胚胎學這些現代醫學學科的清晰劃分，大都由他確立。蓋倫在 21 歲以前已出版子宮解剖等專著，他不但解剖動物，更重要的是開創生理學實驗，令西方醫學步上精確的科學之路。現在看來他的醫學有正有誤，但無論正確抑或謬誤，都同樣主導了往下 1,000 多年的醫家思維，影響後世醫學極大。

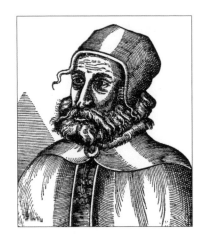

公元二世紀羅馬時期的蓋倫（Galen of Pergamum）是希臘、羅馬醫學的集大成者，也是解剖學科的首創人。

蓋倫是一個自負且朋友不多的奇才，但他對希氏是尊崇的。也許因著他的推崇，後代學者把希氏尊稱為西方醫學之父，便是自然不過的事。[11] 雖然解剖學的學科是由蓋倫首創，但他卻不是第一個擅長解剖的醫學家。與他同期甚至上至古希臘的醫學家中，也有從事解剖研究的，但蓋倫卻是以一種宗教式的虔敬精神操刀的。他說：殺牲祭神、焚香燃燭，這些都不能等同於敬仰上帝，在解剖中，一層一層剖視上帝造物的奧妙，才會真正心生敬畏。以宗教心情貫注入醫學知識，與現代科學家從物理與數學世界窺見宗教天地的莊嚴美感，不謀而合。

由於羅馬時期信奉天主教，禁止解剖人體，因此蓋倫解剖的並非人體，只是其他動物的屍體。難得的是，在備受限制的情況下，他的知識竟然超越了有直接解剖人體經驗的古代希臘醫學家。在

蓋倫醫學中，解剖只是生理學研究的起點。他質疑希氏以來大部分醫家主張的「動脈載氣（pneuma）、靜脈載血」的理論，該理論的由來，顯然是因為解剖時動脈已經失血，故看似中空。蓋倫做的實驗非常簡單乾脆，他結紮動脈兩端，從中間放出鮮血來，以證明動脈並不是空的，這是實驗生理學的典範。

蓋倫自覺地繼承了希氏的體液學說和「燥、濕、寒、熱」思維，例如使用「寒」藥對抗「熱」病，治「寒」病則用「熱」藥。表面看來還是希氏醫學追求平衡的思路，但在治療上，蓋倫遠比希氏進取（或激進）。希氏流傳至今的第一治則是「First, do no harm」，主張微調病人整體的生理平衡，充分信任身體的自癒機能。蓋倫使用的蓋氏藥方（Galenicals）多為複方，每劑藥常由20 多種藥組成，用藥力度很大。[12]

臨床上，蓋倫也承繼了希臘醫學家的靜脈放血術（phlebotomy），而且發展為一種體系繁複、幾乎無病不用的療法，他的信徒更是濫用放血術數百年之久。

蓋倫醫學的錯誤部分，到文藝復興時期終於被矯正過來，這與文藝復興的時代精神有關，即理性批判、實驗精神、不信權威。杜聰明認為，Galen 醫學的「霸權」，是由 Vesalius 和 Paracelsus 兩個革新的人物覆滅的。其中，Andreas Vesalius 在 28 歲時發表的《人體解剖學》（De humani corporis fabrica）和《人體解剖學綱要》（Suorum de fabrica corpris humani librorum epitome），不單為

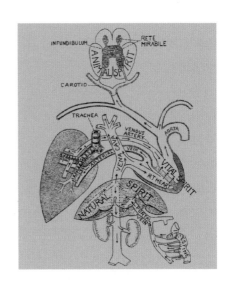

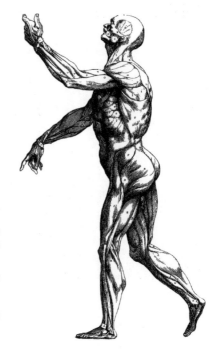

上｜雖然蓋倫解剖的只是動物屍
體，但他的知識已超越了有直接解
剖人體經驗的古代希臘醫學家。
圖為 1946 年由醫學史家 Charles
Singer 演繹的蓋倫解剖。

下｜《人體的構造》中有關人的肌肉
結構圖。

Galen 的解剖學劃上句號，更從最根本處拔起了千多年的蓋氏醫學的權威。[13]

瑞士人 Paracelsus（約 1493-1541）是一個博學而具原創精神的藥物學家和化學家，被後世奉為「藥物學之父」，他的性情熱烈狂傲，與 Vesalius 從事解剖生理研究的學者式專注大不相同。Paracelsus 曾公開焚燒蓋倫和其他古代醫學家的著作，以示與傳統決裂。他更破天荒地放棄以傳統拉丁文寫作，改用通行的德語，以令知識廣泛流傳。這項衝破傳統網羅的抉擇，幾乎可以說是「一個人的白話文革命」。

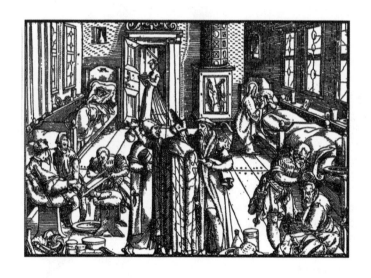

Paracelsus 的《外科論著》中的插圖，圖左顯示的是截肢手術，圖右是頭部手術。

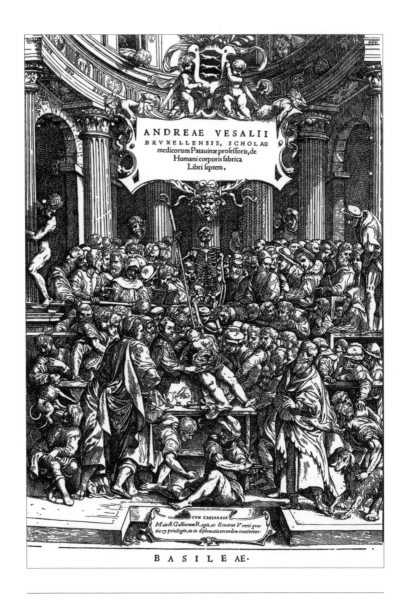

Andreas Vesalius 的人體解剖學是現代西方醫學源頭的鮮明標誌。圖為 Vesalius 的《人體的構造》的扉頁，由他的同胞史蒂芬‧卡爾卡雕刻。

科學迸發的紀元

Booming of modern science

十六七世紀是自然科學迸發的紀元。Vesalius 的《人體解剖學》
與哥白尼（Copernicus）震撼時代的「日心」天體學說（「地動
說」）同在 1543 年發表，這兩種新論埋葬了舊說，各自開啟了
科學的新紀元，並產生深遠的影響。1665 年，牛頓宣佈萬有引
力的發現。從 1543 到 1665 年這當中 100 多年，天文、物理的新
說多得不可勝數，其中伽里略（Galileo Galilei, 1564-1642）研究
地心吸力、發明天文望遠鏡更是明顯的里程碑。

伽里略不是醫學家，但他的精準發明為西方醫學開闢了全新的研
究視野。他在 1610 年設計出第一部可應用於研究的顯微鏡。意
大利醫學家 Marcello Malpighi（1628-1694）把顯微鏡引入生物學
與醫學解剖，觀察了雞胚胎的成形和腎臟內的小球組織。顯微鏡
的應用，把醫學的基礎從大體解剖移往細胞微觀生理與病理的
層次，十八世紀病理學由此起飛。[14] 十九世紀，Jacob Henle（1809-
1885）是應用顯微鏡於臨床醫學的最重要人物。在腎臟的微觀解剖
學中，Malpighian body 與 Loop of Henle 分別依這兩位醫家命名。[15]

西方醫學的學術重鎮在十九世紀從文藝復興的意大利擴散至其他
歐洲國家，法國與德國是現代醫學的中心，尤其是在實驗研究
方面，成就顯赫。法國人 Louis Pasteur（1822-1895）以極大的魄
力研究細菌學和防疫接種；在德國，Robert Koch（1843-1910）[16]

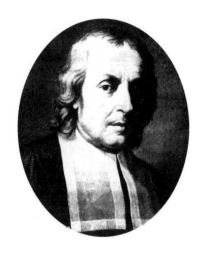

十七世紀的意大利醫學家 Marcello Malpighi 是首位把顯微鏡引入生物學與醫學解剖的人。

奠定了細菌學的標準，包括標本固定法、染色法、顯微鏡攝影法，和細菌作為病原體的準則界定。[17] Robert Koch 的同胞 Rudolf Virchow（1821-1902）是細胞生理學與細胞病理學的集大成者。他是首位科學家明確提出細胞（cell）是人體構成的基本單位，確信生理和病變的根本都繫於細胞的機能，並且必有相應的形態變化可供觀察。[18] 在臨床醫學方面，都柏林、維也納、倫敦也是蓬勃的醫學中心。

微生物學與傳染病的研究為十九世紀公共衛生的改善鋪下了知識的基石。當中西醫學在十九世紀末葉相遇時，中醫遇到的挑戰首先便是在這個範圍，本書第三章將會論及。

顯微鏡與化學方法開闢了西方醫學（細菌學、細胞病理學）的視

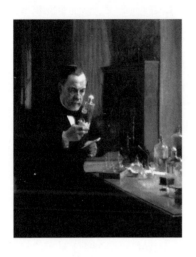

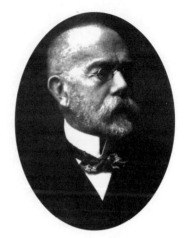

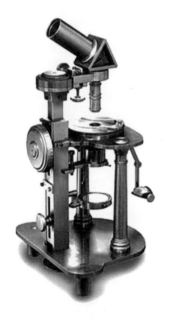

左上｜法國微生物學家 Louis Pasteur 設立研究所，向來自世界各地的醫生傳授疫苗的研製與應用。

右上｜Robert Koch 奠定細菌學的標準，包括界定細菌作為病原體的準則。

下｜顯微鏡在十九世紀初開始應用於臨床醫學與病理學觀察。圖為 1845 年前後製造的 Pacini compound microscope。

野，這裏面有雙重的劃時代訊息。一是從此西方醫學步上了「微觀」研究的不歸路，而且迅即在二十世紀進入分子生物學與遺傳基因研究的世界。二是顯示了西方醫學研究與其他學科的新知識結合所迸發的巨大前進能量。在這兩點上，本書的下半部分還需重拾討論。下一章，我們先瀏覽中醫學在十九世紀以前的一些軌跡與坐標。

註

1　Cule J., Porter R. (Introduction), Timetables of Medicine, p. 21

2　李約瑟著、李彥譯《中國古代科學》，頁 104。

3　廖育群《中國古代科學技術史綱‧醫學卷》，頁 127-131、185-189。

4　趙洪鈞《近代中西醫論爭史》，頁 75；李經緯《西學東漸與中國近代醫學思潮》，頁 95。

5　Unschuld P. U., Medicine in China - a History of Ideas, pp. 1-2

6　Unschuld P. U., Chinese Medicine, p. 12

7　杜聰明《中國醫學史略》，頁 29。

8　杜聰明，同上，頁 34-36。

9　Castiglioni A. 著、程之範譯《醫學史》，頁 160-200。

10　Magner L. N., A History of Medicine, pp. 85-86

11　Magner L. N., 同上，p. 93

12　Magner L. N., 同上，p. 71

13　杜聰明《中國醫學史略》，頁 85。

14　杜聰明，同上，頁 149。

15　Ackerknecht E. H. 著、戴榮鈴譯《醫學史概論》，頁 77。

16　他是 Pasteur 與 Henle 的學生，同上。

17　即 Koch's postulates, 見本書末章討論。

18　杜聰明《中國醫學史略》，頁 140。

怒之交侵天昏札瘥

惟聖之先德

之深仁在

天下坐然明室之

而人之生也百金

*An outline of Chinese medicine before the
nineteenth century*

第二章 ⌘

十九世紀前中國醫學的脈絡

西方醫學發展的主流，如上章所見，是逐步剝落古典醫學的哲學思辨部分，轉而以「實證精神」（positivism）及「實驗精神」（experimentalism）為本的科學方法，建立現代醫學，它追求的是客觀證據，立足於嚴謹的邏輯，信服的是精密的方法（參見本書第十二章）。

中醫學從《黃帝內經》（簡稱《內經》）至今，一直不曾放棄思辨哲學與臨床醫學的雙線並行。中醫學的傳統，卻也並不如一些人所想像那樣，只是《內經》、《傷寒》等古老典籍、一套陰陽五行哲學，和數千年民間驗方而已。中醫的臨床醫學這一條線，著重大量實踐經驗與診治心得的總結，包括病症的分類描述、對病情證候的觀察、藥物應用和組方治則的蒐集與研究等等；思辨的一條線則揉合醫學推理與哲學思維，成為中醫學的主流理論基礎，《內經》含有「天人合一」、「五行相應」、「五運六氣」等思想，金、元、明三朝有「相火論」與「命門」學說討論不絕，還有近年復興的「醫、易同源」學說，都屬於這一條線。[1]

中醫學以《內經》、《難經》、《神農本草經》為經典，外加張仲景的《傷寒雜病論》，為古典醫學的根源。這當中，《內經》是經典中之經典，地位崇高，後代註釋發揮者多，嚴謹批判者少。

思辨哲學與臨床醫學的揉合

Speculative philosophy and clinical medicine entangled

《內經》是戰國到秦漢數百年間集合的醫學著作，由《靈樞》、《素問》各 81 卷組成。簡單地說，《素問》是中醫五行與臟腑學說的源頭；《靈樞》論述經絡與腧穴的概念，以及多種雜病的行針之法，是為中醫針灸學的理論雛形。《內經》假託黃帝之名成書，並非偶然。至少在戰國前期，源自商代的「天人合一」神秘感應思想，已逐漸形成為「黃帝之學」，特點是以「天道」作為思想的依據，範圍包括道德倫理、天象、曆算、星占、望氣、地理、兵法、醫方、養氣、神仙之類；而以陰陽、四時、五行作為「天、地、人」的共同法則，《呂氏春秋》中便有不少天地萬物「同類」、「同聲」、「同氣」感應的說法（卷十三〈應同〉篇）。[2]

雖然《內經》與星占術、望氣術之類同屬有神秘感應色彩的「黃帝之學」，但作為醫經，它的貢獻卻在於把陰陽、四時、五行的思想結合臨床經驗，令這些學說「非神秘化」。與一些西醫的想像相反，《內經》並非只有玄之又玄的五行哲學，例如《素問》第 15 至 21 篇論述脈診、色診、問診、死亡徵兆；第 31 至 48 篇描述各種病類如瘧病、厥病、腹中病、痹病等。這些篇章幾乎完全沒有思辨色彩。[3]

在中醫學史，《內經》的地位崇高，主要是由於它為後世提供了理論的框架。臨床的病狀描述很快便被後人更精細的觀察超越，

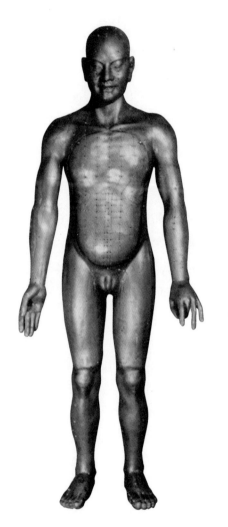

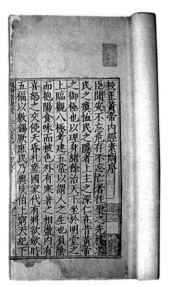

左｜北宋天聖銅人復原像。

右｜明嘉靖年間趙府居敬堂刊本《黃帝
內經素問》十二卷，遺篇一卷，原與
《靈樞》合刻。這是傳世的善本醫書。

但理論部分卻可以讓後人註解、發揮，甚或重新詮釋與擴充，不會輕易被根本否定。但即使是理論，也並不一定是玄虛的思辨，例如《素問・調經論》說「陽虛則外寒，陰虛則內熱」，在臨床是實有所指的。

一般的說法是：《內經》建立了中醫學的陰陽五行臟腑經絡等基礎理論；張仲景的《傷寒雜病論》則確立中醫學的「辨證施治」基本思維方式。[4]《內經》之後，後世醫家即使有很大貢獻，他們的著作也不會被尊稱為「經」，最多只能是「論」，即使是《傷寒雜病論》這樣重要的經典，也不能上升到與《內經》平起平坐的最高地位。後世醫家只可以建立「家」、「派」（如金元四大家、清代的溫病學派），而不能成為宗師。

中國醫學史裏面，後來者是否真的不可以逾越古人？筆者以為起碼在兩個範圍——本草藥物學和針灸學——古代經典的崇高地位似乎並非絕對的。例如，《神農本草經》固然是古代經典，但明朝李時珍（1518-1593）的《本草綱目》在今天看來更是無可異議的本草經典。另一方面，雖然《內經》載有針灸學的經絡腧穴理論雛形，但後出的皇甫謐（215-282）的《針灸甲乙經》才是具實質意義的針灸學經典；至宋代，王惟一奉敕命撰作的《銅人腧穴針灸圖經》，並鑄銅人以供教學考試，亦應視為經典。

除主流著作以外，亦可注意民間醫術經驗的巨大潛能。明代「人痘接種術」是重要的醫術，它來自民間，與《內經》等古典傳統

無關；而草本藥物的知識，亦多從經驗實踐而來，並不一定依附陰陽五行哲學。例如晉代道士葛洪（約三至四世紀）的《肘後卒救方》，以常山治瘧疾、麻黃治哮喘，也沒有依照《內經》的思維。[5] 以驗方為主的醫學，在中國醫學史上地位常被低貶，葛洪的名字甚至不列入一些正統的中醫學史著作。[6]

張仲景、巢元方、王冰
Zhang Zhong-jing, Chao Yuan-fang and Wang Bing

《內經》在中醫學的崇高地位，或者可以比擬西方醫學史的希波克拉底。在前一章我們已經見到，希氏的崇高地位在相當程度上是「虛」的。蓋倫才是樹立西方醫學規模與學術思維的真正奠基者。在中醫學史也有相似的現象。《內經》被極度尊崇，但若論對臨床醫學的貢獻，張仲景的《傷寒雜病論》才堪與蓋倫醫學的影響相媲美。

張仲景的《傷寒雜病論》分為「傷寒」與「雜病」兩部分，其成書過程有一段獨特的、經受時間考驗的歷史。書在東漢寫成，但遲至唐代，也只有其中的《傷寒論》部分被孫思邈《千金翼方》收列為方書，而且並無特殊尊崇地位。直到宋代，官方的醫書局才將它整理刊行，並由成無己逐條註釋，《傷寒論》至此才「從論上升為經」。[7]《傷寒論》的焦點在於描述病狀、分辨傷寒病的各階段「脈證」、界定藥方的應用和用藥方背後的法則，裏面的112種藥方之中，以桂枝湯最為人熟悉。

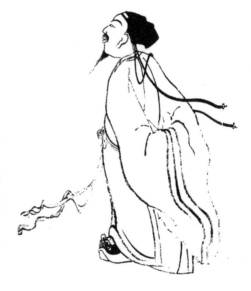

上｜《傷寒雜病論》到宋代官方的醫書局整理刊行，才「從論上升為經」。其中「雜病」部分亦獨立刊行，稱為《金匱要略方論》。

下｜東漢張仲景像。他寫成的《傷寒雜病論》對臨床醫學的貢獻可能比《內經》更大，堪與蓋倫醫學媲美。

《傷寒雜病論》的「雜病」部分，是在北宋時經由林億等校定為《金匱要略方論》，後簡稱《金匱要略》。說是「雜病」，卻是包羅了除外感傷寒以外的人體各系統的多種病症，單是內科病就有40多種，藥方更有262種，如大柴胡湯、酸棗仁湯等，很多至今天仍然有效，且被尊稱為「經方」[8]。

張仲景的臨床思維區分陰陽、寒熱、表裏、虛實，而且嚴謹地診察病證表現，相應調整組方。這種思維方式確立了自漢代起以下1,800年中醫臨床的基本原則，後世稱為「辨證施治」或「辨證論治」；「陰陽、寒熱、表裏、虛實」稱為「八綱」。就臨床診治而言，《傷寒雜病論》所載的醫理與治法比《內經》更有價值。

《傷寒雜病論》與《內經》代表了古代中醫學著作兩類頗為迥異的風格，前者嚴守臨床論述，後者流動而富於靈感，富文學性和哲學性。像《傷寒雜病論》這一類注重實踐，不隨意思辨發揮的著作，在傳統中醫學史是少數；像《內經》那種糅合哲學與臨床思維的形式則是主流。隋代太醫巢元方在610年前後編撰《諸病源候論》，承繼了張仲景《傷寒論》的嚴謹臨床風格，而且更進一步捨棄陰陽五行一套思維方式。有科學技術史學者讚揚《諸病源候論》「不拘守陰陽五行框架」，是當時「對中國醫學發展所作的理論總結」，[9]這說對了一半。巢元方確是不拘守傳統哲學框架，但《諸病源候論》的貢獻不在理論，而在對病症的嚴格描述、分類診斷。全書50卷，具體而微地描述了1,739種疾病和症候[10]，包括腳氣病、消渴（糖尿）病、天花、痢疾、霍亂、黃

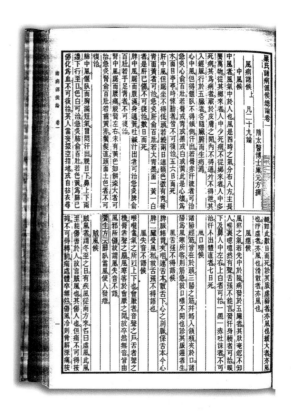

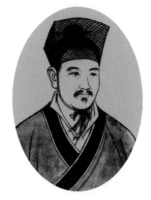

上｜巢元方的《諸病源候論》對病症嚴格分類診斷，具體而微地描述了 1,739 種疾病和症候。

下｜隋代太醫巢元方承繼了張仲景的嚴謹臨床風格。

疸、水腫、中風等；婦人雜病包括月經不調、白帶、妊娠惡阻、難產、產後惡露等，建立了完整的婦科症分類規模。在每種病或症之下，多列出症狀觀察、預後（prognosis）和病因推斷。例如消渴：「渴不止，小便多是也」、「其病多癰疽」；麻瘋：「覺皮膚不仁」、「眉睫墮落」、「鼻柱崩倒」。[11] 這些細心客觀的描述，奠定了中醫學的病症分類的基礎。

隋唐時，學者註釋《內經》形成高潮，其中，唐代王冰編著《增廣補註黃帝內經素問》，影響最大。王冰是太僕令，他自稱得到《內經‧素問》的佚書，包括天元紀大論、五運行論等七篇，全部補入《素問》本文。一般相信，這七篇「大論」，內容多有他個人撰述的成分，並非《內經》原文。無論如何，他成功把比較虛玄抽象的「五運六氣」理論混入《內經》，更加強了《內經》的哲學與醫理不分的性格。

金元時期的百花競放
Jin and Yuan Dynasties – the era of diversity

在主流中醫學著作中，臨床經驗和哲學理論多相互糅雜，這在十二至十三世紀「金元四家」的學說至為顯見。「金元四家」的學說特別富有個人色彩，反映了一個新的醫學時期的特色。劉完素（1120-1200）認為「火熱」是當時流行病的病因，主張「降火」；張從正（1156-1228）提倡「先攻邪後治虛」，使用「汗（發汗）、吐（催嘔吐）、下（瀉）」等較烈性的治法；李杲（1180-

1251）提倡「脾胃論」，以「補中益氣」為上；朱震亨（1281-1358）提倡「滋陰降火」，認為「陽常有餘、陰（血）常不足」。[12]

乍看理論，似乎只是各人的主觀意見，其實不然。他們的心得，還是由臨床觀察開始的。例如劉完素針對北宋以來醫家濫用辛溫剛燥的藥方，令病者受害，因此提出治理火熱，多用如知母、甘草等微涼甘寒藥，和黃連解毒湯等清熱藥方。

也許在此須一提北宋的醫療制度，以助讀者理解「金元四家」針對的是甚麼問題。在中醫藥史中，北宋是頗為獨特的朝代。這時期沒有顯赫的大醫家的著作，但中央政府設立「熟藥所」，依照官家的標準藥方製成丸散，公開發售；病人不用見醫師，各自根據自己的症狀購買自服。[13] 在官家的標準藥方當中，最具影響的是由陳師文等奉詔編成的《和劑局方》，其中不少是桂枝麻黃湯之類的溫燥藥。在金代初年，溫熱疫病流行，亂用溫燥藥方當然有害。因此劉完素痛斥庸醫「以火益火」。[14]

李杲的學說注重滋補脾胃，也是針對時弊的。在《內外傷辨》書中，他記述當時汴京在戰事中被圍困半個月，疫症病發率高，都門每日送出的死者有一二千之多，歷時近 3 個月。病者多有腹痛、便秘及腹瀉，病程半至一個月，病人多身亡，死時發黃疸。醫學史家馬伯英據李杲的描寫推斷，這次疫症病發率和死亡率都很高，病狀符合現代的腸傷寒（typhoid fever）。[15] 當時流行用苦寒藥催瀉，但戰亂中的病人，多營養不良，受不住催瀉的苦寒

見於方論而已又設大醫局熟藥所於京師其以恤民瘼
可謂勤矣主上天縱深仁孝述前列爰自崇寧增置柒
局揭以和劑惠民之名俾大修製給各有攸司又設
收買藥材所以革偽監之弊比謂會府咸置藥局所以
推廣祖考之德澤可謂曲盡然自創局以來所有之方
或取於親藥之家或得於陳獻之士未經參訂不無舛
訛雖營鏤板頒行未免傳疑誤故有藥味脫漏銖穪
過殆製作多不依經祖襲間有偽妄至於貼牓謬誤尤
多殆不可以一二舉也頃因條具上達朝廷繼而被命
遴選通醫僚之刊正於是請書監之祕文採名賢之別
錄公私眾本搜獮靡遺事闕所從無不研核或端本以
正末或泝流以尋源訂其譌謬析其淆亂遺俟者補之
重複者削之未閱歲而書成繕寫甫畢謹獻於朝將見

合和者得十全之效飲餌者無纖芥之疑頒此成書惠
及區宇遂使熙豐惠民之美意崇述事之洪規本末
巨細無不畢陳納斯於壽康召和氣於穹壤億萬斯
年傳之無極豈不韙歟
　　將仕郎措置藥局檢閱方書　陳　承

局方攷

北宋為了革除偽濫藥，設立官家的「熟藥所」，方便民眾，但標準藥方的濫用亦被金元醫家批評。

藥。李杲的《脾胃論》是針對這些誤治。李杲年少時母親患病，家中厚禮請來的醫師各執己見，至母親死，還不知患的是甚麼病。他特別痛恨空談醫理的大夫，故《脾胃論》均有所指，並非隨意的學說。[16]

張從正與劉完素一樣，反對使用標準「局方」，認為「以古方治新病，甚不相宜」。[17] 在四家之中，他對藥物的特性有深入細緻的研究。他的著作《中藏經》制定五臟疾病的虛實證與寒熱證的藥式，偏重實戰，沿用至現代。在金元四家中，張從正的醫學對後世的直接影響最大。[18]

朱震亨是劉完素的再傳弟子，但他並不囿限於劉完素「降火」的法則，多採集其他金元名家的醫術。他學生眾多，著作豐富，其學術由日人田代三喜帶回日本，故在京都一帶有「丹溪之學」（朱震亨，字丹溪）。[19]

金元時期的醫家當然不只這四位。論醫學，在「金元四家」之外的張元素（1151-1234）的臨床洞見更具開創性和恒久價值，他正是李杲的老師。張元素強調依臟腑病機診治，是今天「臟腑辨證」的基礎。他區分藥物氣味與升降浮沉的藥性，成為中藥學的重要分類範疇。在其著作《珍珠囊》裏，他又指出味道相同的藥，對五臟病症有不同的補瀉作用，發明「藥物歸經」的理論，沿用至今。[20]

溫病學說革新古典

Classical text challenged – the Wen bing theory

「金元四大家」的美稱，最初是經由明代文人宋濂推崇而樹立的。[21] 宋濂過分突出四大家，忽略了如上述張元素等重要的其他醫家，而且由於偏重於各家的獨特性格，反而惹起疑問：他們的醫論，只代表個人主見嗎？在醫學上客觀而久遠的貢獻到底是甚麼？李良松在《中國傳統文化與醫學》書中便嚴厲批評道，宋代以後的中醫學「只是停留在對宏觀理論上某些焦點進行闡釋發揮，或發表個人的某些見解，大名鼎鼎的金元四大家也只不過如此而已。」[22] 批評雖然稍為苛刻，也不是沒有道理。

然而，金元醫家開啟了一種批判時俗成規和敢於創見的風氣，這在尊經崇古的中醫學傳統，卻又是可貴的。這種批判與創見的意識在明清時期依然不輟，甚至連地位崇高的《傷寒論》也不能免受質疑。從金元至明末，江浙地區發生溫病疫症 19 次，1641年更傳播至山東、河北。吳又可（1582-1652）在 1642 年寫成的《瘟疫論》強烈譴責時下醫者「誤以傷寒之法治之，未嘗見其不殆也。」在自序中，吳又可提出：瘟疫的病因，不是「風、寒、暑、濕」，而應是另有傳染性極高的「異氣」、「戾氣」，斷定此病必是從口鼻而入，人與人相感染。這是看似簡單的流行病觀察，但擺脫「風、寒、暑、濕」的傳統觀念的框框，如實認識眼前的疫症，並不容易。[23]

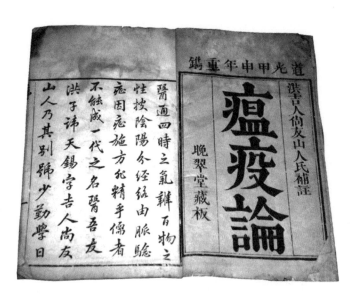

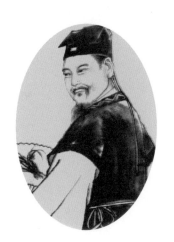

上｜吳又可的《瘟疫論》不拘泥古說，
譴責時下醫者誤把溫病與張仲景的傷
寒病混淆。

下｜明代吳又可承繼金元醫家敢於批
判成規及自行創新的精神。

吳又可之後，葉天士（約 1666-1745）、吳瑭（吳鞠通，1758-1836）等醫家繼續探索溫病的診治，蔚成新學。葉天士的《溫熱論》以「衛、氣、營、血」四階段描述溫病進程，成為對溫病辨證的基礎。吳鞠通的《溫熱條辨》則載有治溫病各階段的新創方劑。現代醫家鄧鐵濤特別推許中醫溫病學在臨床上的實質貢獻，尤其是吳鞠通的《溫熱條辨》。他介紹了在 1970 至 1990 年間現代中醫對吳鞠通的醫學有深入研究，尤其可注意的是以溫病辨證原則治療出血熱（haemorrhagic fever），療效優於西醫組。[24]

註

1　趙璞珊《中國古代醫學》，頁 189。

2　葛兆光《中國思想史卷一‧七世紀前中國的知識、思想與信仰世界》。

3　人民健康網《黃帝內經》，http://www.wsjk.com.cn。（編者按：此網頁
　　已失效。可參閱以下另一網頁。）A+ 醫學百科《黃帝內經》，http://
　　cht.a-hospital.com/w/%E9%BB%84%E5%B8%9D%E5%86%85%E7%BB%
　　8F。

4　史蘭華《中國傳統醫學史》，頁 50。

5　趙璞珊《中國古代醫學》，頁 70。

6　例如甄志亞、傅維康編《中國醫學史》與許健鵬、李國清編《中國古
　　代名醫點評》俱不載。

7　廖育群《中國古代科學技術史綱‧醫學卷》，頁 183。

8　《中醫學》編輯委員會編《中國醫學百科全書‧中醫學（上）》，頁
　　198、206。

9　席澤宗主編《中國科學技術史‧科學思想卷》，頁 308。

10　甄志亞、傅維康編《中國醫學史》，頁 55。

11　甄志亞、傅維康編，同上，頁 56。

12　趙璞珊《中國古代醫學》，頁 151-160。

13　朱邦賢《中國醫學三百題》，頁 506。

14　廖育群《岐黃醫道》，頁 224。

15　馬伯英《中國醫學文化史》，頁 591。

16　廖育群《岐黃醫道》，頁 212。

17　劉星《中醫各家學說》，頁 80。

18　甄志亞、傅維康編《中國醫學史》，頁 92-93。

19　廖育群《岐黃醫道》，頁 224。

20　劉星《中醫各家學說》，頁 77-83。

21　趙璞珊《中國古代醫學》，頁 152。

22　李良松、郭洪濤《中國傳統文化與醫學》，頁 27。

23　甄志亞、傅維康編《中國醫學史》，頁 112-113。

24　吳鞠通研究錄入《鄧鐵濤醫集》；出血熱的療效對照見頁 141。

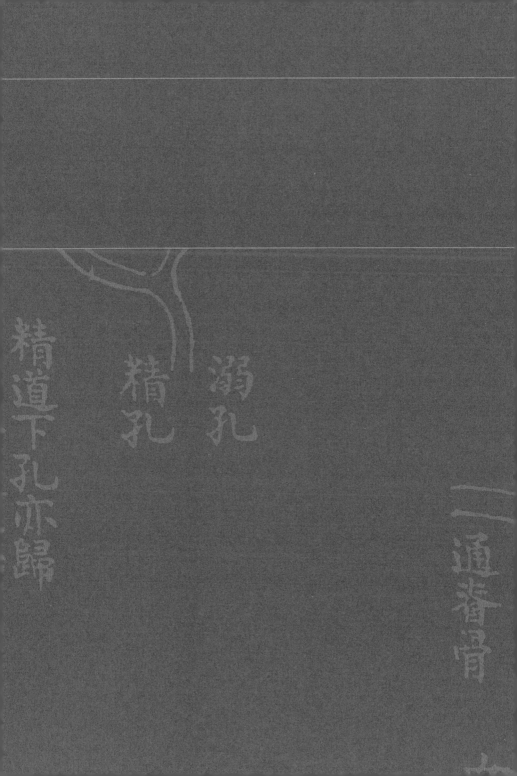

精道下孔亦歸　　　精孔　　溺孔　　通番骨

第三章 ⌘ 中醫遇上西醫

週衛總管

精道

膀胱

本章與下一章論述現代西醫學在十九世紀動搖中醫學傳統的經過。在十九世紀以前，中醫學有穩定自主的發展軌跡，西醫學尚未成為衝擊與威脅，「科學」與「現代化」的課題也未有端倪。十九世紀是中西醫學相遇碰撞的時期。西方醫學在明代涓滴地流入中國，至清代末葉漸成挑戰。當代撰寫的《中國醫學通史簡編》以 1840 年第一次鴉片戰爭為分水嶺，作為「近代醫學」時期的起點，1949 年中華人民共和國成立以後則是「現代醫學」。[1]

中醫學史向來多以朝代分期，例如陳邦賢的《中國醫學史》以明和清為近世醫學，1911 年中華民國之後，稱為現代時期的醫學。[2] 在中國醫學裏，「現代」指的是甚麼？還須斟酌。1840 年作為中國「近代醫學」的起點，是有實質與象徵意義的：鴉片戰爭不只是「船堅炮利」，現代科學與西方醫學也不是洋人的奇巧玩意，它的力量迫在眼前，成為威脅。中醫學要怎樣進入現代世界，再不是可以完全閉關自主的課題。至於以 1949、1911 年分界，仍是離不開「改朝換代」的思維。這是利便敘述，但不能真切地看出醫學發展的內在關鍵。「中國現代醫學」該從何時說起，中醫學的「現代性」在哪裏？這些問題目前似難定論。

十九世紀是西方科學醫學（scientific medicine）飛躍的世紀。這時期，歐洲以大學與研究所為骨幹的科研事業已制度化，與西醫學相關的科學研究一門接一門起飛。化學與微生物學是明顯的例子。十九世紀也是「西學東漸」的世紀。西醫進入中國，漸具規

模，迅速建立社會地位和知識權威。在清末，中醫界開始出現兼研西醫學說的人物，但對西醫學背後的科學研究力量與制度，所知其實極少。至二十世紀初，中醫自覺受到科學的挑戰，個別醫家積極回應，一度形成「中西匯通」的思路。在新文化運動時期，「科學」這位「賽先生」成為知識分子救國的希望。主流思想認為，立新必須徹底破舊，中醫學因而備受貶斥與挑戰，從此「中醫不科學」五個字屢屢成為令人難堪的攻擊武器。

「西學東漸」與明末清初的傳教士
"Western studies east-bound" – missionaries in Ming and early Ching dynasties

「西學東漸」一詞，始自中國第一個留學生容閎（1828-1912）的自傳《西學東漸記》，但西醫學的「東漸」可並不始自十九世紀。明朝十六世紀末，利瑪竇（Matteo Ricci, 1552-1610）等天主教傳教士來華（利瑪竇 1582 年抵澳門），早已採用「科學傳教」的策略。[3] 他的著作《西國記法》載有生物醫學知識，包括腦的解剖位置和記憶功能，這與《內經》「心主神明」的說法相違。在明代，李時珍也提出過「腦為元神之府」的新看法，但並不曾因此令《內經》被修正，《內經》的權威無人可以質疑。[4] 利瑪竇的西學也只是聊備一格，不能動搖《內經》一分一毫，不構成衝擊。

西學對中國傳統文化最初的衝擊不在醫學範圍，而是天文曆法。對於是否要修訂祖宗曆法，時人爭論激烈。明末清初，傳教士

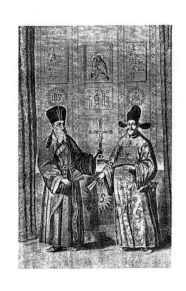

明代來華採「科學傳教」策略的利瑪竇曾著有記述生物學知識的《西國記法》。

（主要是 Jesuits 耶穌會）開始傳入實用的西方醫藥，但他們並非醫生，所帶來的「西醫學」也是過時的，基本上仍以中世紀流行的「體液學說」為主。[5]

瑞士人鄧玉函（Jean Terrenz, 1576-1630）是第一個傳教士醫生。他與伽里略同為羅馬教廷科學院院士，在歐洲科學界有很高的地位。崇禎時，徐光啟成立「曆局」（1629 年），鄧玉函是新曆法的主要設計者。[6]鄧玉函在 1621 年抵澳門，在華譯述《泰西人身說概》和《人身圖說》，內容仍屬蓋倫醫學。[7]早於 1543 年 Vesalius 在意大利發表的《人體解剖學》似乎尚未被傳教士醫生普遍接受。如第一章所述，蓋倫解剖學裏面有虔敬的宗教意識，這可能也是傳教士不肯捨棄的原因。

清代皇帝當中，康熙對西學有特別廣闊的好奇心和學習興趣。康熙舉行過一場重要的科學實驗，意義重大。在康熙之前，德國傳教士湯若望（Johann Adam Schall Von Bell, 1591-1666）曾負責治理曆法。康熙年少登位，朝政被鼇拜把持，湯若望受大臣楊光先誣陷，與助手南懷仁（Ferdinand Verbiest, 1623-1688）一併入獄。南懷仁後來能夠出獄，受康熙信任，中間經過由康熙親自主持的這一場測試。南懷仁與楊光先要當眾預測中午的正確時分，結果南懷仁「眾款皆合」而楊光先「眾款不合」。依據客觀測試結果，康熙捨楊光先而用南懷仁，後來更為湯若望平反。[8]

這場測試並不關乎醫學，卻預示了中醫學將要面對的挑戰：當皇帝與祖宗曆法都不可恃時，傳統的中國學術將要接受客觀測試，而不得不跟西方的知識正面較量。

康熙時，文藝復興時期的解剖學著作其實早已傳入，並且譯為滿文，但康熙批示「此書乃特異之書⋯⋯不可任一般不學無術之輩濫讀⋯⋯」因而束之高閣，至為可惜。[9]

「金雞納」的故事：從本草到科學
The story of quinine – from herb to chemistry

康熙信任西醫，多次由耶穌會傳教士羅德先（Bernard Rhodes, 1645-1715）治病見效。1693 年，康熙患瘧疾，服御醫藥無效。法國傳教士洪若翰（P. Joames Fontaney, 1643-1710）、葡萄牙傳教士劉應（Mgr

Claudus de Visdelou, 1656-1737）等獻上金雞納（cinchona），康熙服用後瘧疾速癒，金雞納從此被尊奉為「聖藥」。[10]

諷刺的是，「金雞納」並不是歐洲醫學的發現。歐洲自己的本草藥物研究，要等到 1785 年 Withering 的 *An Account of the Foxglove*（毛地黃，有效成分是 digitalis）出版，才算有第一種「科學」靈藥。[11]「金雞納樹皮」（chinchona barks, cinchona ledgeriana）本來是秘魯印地安人的土著藥物，耶穌會教士在 1632 年左右從新大陸引入西班牙。[12] 傳教士呈奉給康熙的所謂「西洋」聖藥，原來是與中草藥無異的土著本草，並非科學產物！

「金雞納」最初只是土著本草，但到了十九世紀，經過大量新興的科學研究，它的有效成分 quinine（奎寧）成為有現代科學根據的治瘧疾藥。先是 1820 年法國的化學家 Pierre Pelletier 與 Joseph Caventou 從「金雞納」分解出有效成分 quinine 和 cinchonine 兩種活性生物鹼（alkaloids）；1880 年外科醫生 Alphonse Laveran 在亞爾及利亞用顯微鏡觀察到瘧疾病人血液的瘧原蟲（Plasmodium）；1944 年哈佛科學家 Robert Woodward 與 William Doering 第一次成功以人工方法合成 quinine。[13] 這些化學、藥物學、病理學的發現，令原始的「金雞納」進化為治瘧疾的現代醫藥。

「金雞納」的故事，可說明中西醫學在十九世紀如何分道揚鑣。在這之前，雖然西醫的解剖學、生理學已遠遠超前中國，但單

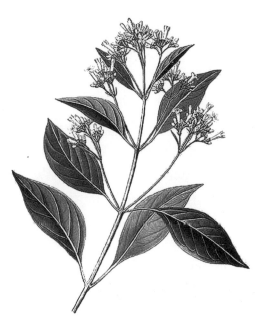

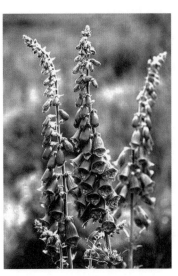

上｜耶穌會教士呈奉給康熙的「金雞
納樹皮」（cinchona）本來是秘魯印地
安人的土著藥物，不是西方本土的本
草藥。

下｜毛地黃（foxglove）在 1785 年
經 Withering 以專著研究介紹，是西藥
digoxin 與 digitoxin 的本草前身。

就治療而言，西醫並不比中醫更有辦法。William Cullen（1710-
1790）是十八世紀最重要的醫家，他撰寫了一系列疾病分類學的
專著，貢獻與唐代巢元方的《諸病源候論》相似，但他的治療方
法未超過希氏醫學，無非是放血、催瀉和催吐，以及一些解熱發汗
藥。對於大部分疾病的治療，Cullen 是「毫不掩飾地悲觀」。[14] 在
十七八世紀，有效的治療仍主要是像毛地黃和金雞納這些本草。
而單就本草藥物而言，當時的西方醫學並無可與李時珍 1578 年
寫成的《本草綱目》相比的學術著作。「金雞納」與瘧疾的科學
研究，是十九世紀西方醫學科學發達的縮影。

十九世紀現代化學研究對醫學進步的影響，還可列舉兩個例子作
為說明：麻醉藥與消毒化學劑的發明，令大型的外科手術變成常
規醫療，而西醫外科手術的成功，正是鴉片戰爭以後西式醫院在
中國扎根的最強的基石。

中醫失去自信之前
Before the crisis of confidence

十九世紀下半葉是中國失去文化自信的時期。中醫未失自信以
前，對傳教士帶來的醫藥雖然有點神奇，但不會視為威脅。無論
醫家士人或社會大眾，都有活潑地吸納西醫學新知識的例子。試
看兩個例子可知社會上的開放心態：在醫家士人當中，更不乏愛
好學習西醫新知識的人，王清任（1768-1831）在 1830 年出版的
《醫林改錯》是吐故納新的典型。在民間，種牛痘防天花的技術

在 1805 年被引入中國，社會大眾迅速接受。

中醫學史上，直接聲稱要為傳統「改錯」的，王清任是第一人。這以前，即使葉天士、吳鞠通等創立溫病學說，實質上修訂了古典《傷寒論》，但溫病學者不會宣稱要為《傷寒論》「改錯」。

王清任《醫林改錯》書中有「改正臟腑圖」35 幅。那是他親身去墓地觀看被狗咬破肚的貧家病孩屍體，和去刑場看被處決的犯人，總結出來的。他並不動手解剖，故此《醫林改錯》的解剖描述，有很多錯誤。例如他因為屍體的動脈管內已無血，就誤以為這是「氣」的通行途徑；又據屍體之觀察而認為「心無血」。以為動脈和心只傳送「氣」而沒有血，這項誤解與前章談及古希臘醫家的錯誤如出一轍。例如希臘時代的 Erasistratus（ca. 310-250 BC）從事人體解剖，知識勝過希波克拉底，但他也和王清任一樣，以為動脈是無血的，只輸送 pneuma「靈氣」。[15]

雖然有錯誤，王清任的觀察還是很細心的，他甚至發現有視覺神經從眼球通往腦部，由此斷定：眼所見、耳所聽、鼻所聞，都通於腦。《醫林改錯》有〈腦髓說〉一章，根據李時珍「腦為元神之府」之說與自己的觀察，力求推翻《內經》「心主神明」的傳統學說。[16] 直至現代，仍有中醫學者在努力爭取以「腦主神明」取代「心主神明」。這是為了尋求中醫腦科學的全面開展。[17]

王清任是有鮮明的求實主張的。在臨床上，王清任確信「治病不

明臟腑，何異於盲子夜行？」[18]，痛斥一些醫者不辨氣血榮枯，草率試藥。[19] 他提倡的「活血化瘀」治法，在原理上可以與現代西醫防治心、腦血管病的抗血小板與抗血凝治療相通，至今仍有恒久的實用價值。

清代中期，社會大眾並不視西醫學為侵略威脅，有無療效才是最重要的。牛痘術在中國的普及可以為例。牛痘（cowpox）疫苗在西方的發明，最初被視為離經叛道而且極度危險。[20] 英國人 Edward Jenner（1749-1823）在 1793 年把研究所得投稿。這篇文稿，主流的皇家學會（Royal Society）一直拒絕發表，直至十年後，歐洲大陸和美洲試用有效，英國皇家學會才改變立場。種牛痘術是 1802 年才在歐洲大陸和美洲試用，到 1805 年，就已經由葡萄牙醫生 Hewit、東印度公司的船醫 Pearson 引入中國了。Pearson 更寫了一本小冊子《新訂種痘奇法詳悉》，由友人譯為中文，在廣州流傳。這本小冊子傳到 Jenner 手中，Jenner 慨然道：「中國人似乎比我家鄉的英國人更信賴種痘。」[21]

種牛痘術因廣州「十三洋行」的支持而普及，這包括譯刊種痘術和僱人習種痘、設診所和推廣到農村。1822 年推廣至湖南、1828 年傳至京師、1830 年到湖北、1830 年到揚州、1840 及 1851 年入四川。[22] 這說明西方醫術傳入，若是有效，民間社會的接納是非常迅速的。種牛痘術自此取代了中國自明朝已使用的人痘術，這雖然令一些民間郎中不快，但並不惹起「西學衝擊中醫」的重大爭議。

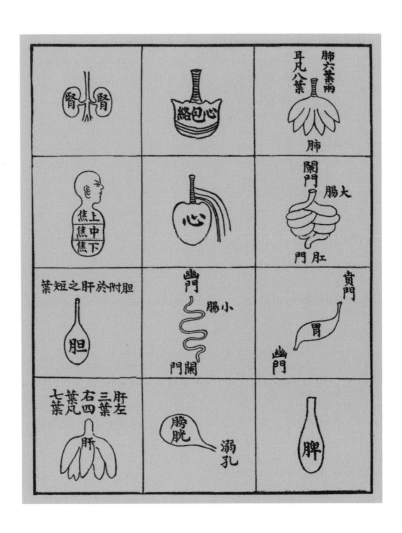

王清任去墓地和去刑場觀看屍體，繪成「改正臟腑圖」35幅，旁註解剖說明。本頁及下二頁為其中的示意圖。

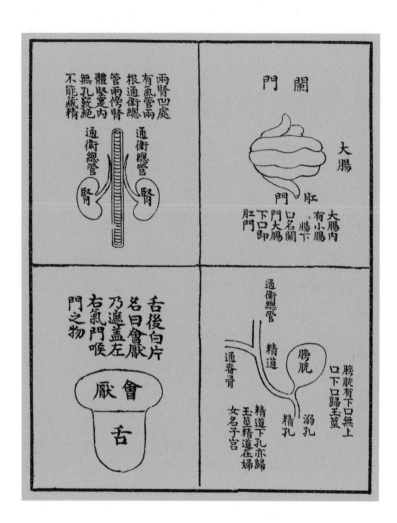

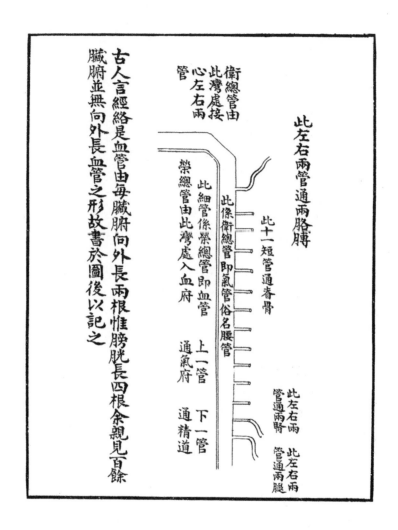

此左右兩管通兩胯膊

衛總管由
此灣處接
心左右兩
管

此十一短管通脊骨

此係衛總管即氣管俗名腰管

此細管係榮總管即血管

榮總管由此灣處入血府

上一管　通氣府

下一管　通精道

此左右兩
管通兩腎

此左右兩
管通兩腿

古人言經絡是血管由每臟腑向外長兩根惟膀胱長四根余親見百餘

臟腑並無向外長血管之形故書於圖後以記之

古人曰既不能為良醫以良醫易而良相難余曰不然治國良相世代皆有著書良醫無一全人其
所以無全人者因前人創著醫書臟腑錯悞後人遵行立論病本先失病本既失明臟腑豈閱古人臟腑論及所繪
之圖立言處處自相才盾如古人論脾胃屬土土主靜而不宜動動則不安既云脾動不安何得下文又
言脾聞聲則動動則磨胃化食脾不動則食不化論脾之動靜其錯悞如是其論肺中有二十四孔行列分佈以行諸臟之氣論肺虛如蜂窠下無透竅吸之
則滿呼之則虛既云無透竅何得又云肺中有二十四孔行列分佈以行諸臟之氣既云行諸臟之氣論肺虛如蜂窠下無透竅吸之
如是其論腎有兩枚即腰子兩腎為腎中間動氣為命門既云中間動氣為命門何得又云左腎為腎右腎為
命門兩腎一體如何兩立其名有何憑據若以中間動氣為命門藏動氣者又何物也其論腎錯悞又如是其
論肝左右有兩經即血管從兩脇肋起上貫頭目下由少腹環繞陰器至足大指而止既云肝左右有兩經何
得又云肝居於左左脇屬肝論肝分左右其錯悞如是其論心為君主之官神明出馬意藏於心心之
機意之所專日志以思謀進日慮用應處既云心主意智五者藏於心何得又云脾藏意智腎主伎
巧肝主謀慮胆主決斷此段議論無情無理胃下口名口幽門即小腸上口名曰賁門飲食入胃精氣從賁門
神情其論心如此含混其論胃主腐熟水殺又云脾動磨胃化食胃之上口名曰賁門飲食入胃精氣從賁門
上輸於脾肺宣播於諸脉此段議論胃下口名曰幽門即小腸上口名曰闌門出水如此論尿如何此論尿錯悞又如是其
馬言飲食入小腸化糞下至闌門即小腸下口分別清濁糞歸大腸自肛門出水歸膀胱為尿如此論尿錯悞又如是其
中滲出其氣富貴實用童子小便並問及自飲小便不可況乎人看小腸化食水自闌門出一即真是千古笑談
溏作瀉在雞鵝無小便則可在牛馬並無小便又云心外黃脂是心包絡又云心下橫膜之上豎膜之下黃
其論心包絡細筋如絲與心肺相連者是心包絡也又云膻中有名無形者乃心包絡也既云有名無形何得又云手中指之一經乃是手厥陰心包絡
脂是心包絡又云膻中有名無形者乃心包絡也

清代王清任是直言要為傳統改錯的第一人。圖為他的《醫林改錯》序。

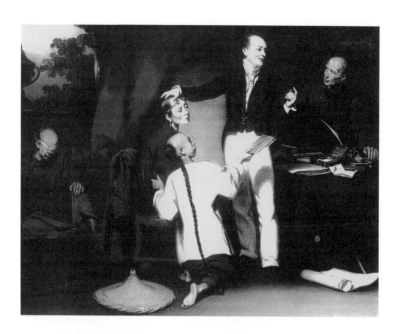

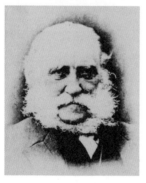

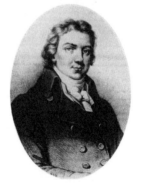

上｜圖為曾與 Peter Parker 一起工作的 Thomas Colledge 在澳門設立醫院行醫的情形。

左下｜傳教醫生 Peter Parker 在廣州眼科醫局迅速引入早一年才在美國發明的乙醚麻醉法
（ether anaesthesia）。

右下｜英人 Edward Jenner 發明種牛痘術，最初被英國皇家學會排斥，Jenner 慨言：「中
國人似乎比我家鄉的英國人更信賴種痘。」

西醫學引入中國之迅速尚有一個外科學的例子。傳教醫生 Peter Parker（1804-1888）於 1835 年在廣州設立眼科醫局。1846 年 Jackson 和 Morton 才在美國醫生發明乙醚麻醉法（ether anaesthesia），翌年 Parker 已在廣州眼科醫局（1835 年設立）使用新技術了。[23]

在鴉片戰爭之前，中醫學與西醫學在整體而言並不對立或對抗。

傳教醫生的建樹
Missionaries – their modern contributions

從 1850 年起的半個世紀是西方醫學在中國確立地位的關鍵，而中醫亦開始思考中西醫學的異同。

王清任在 1831 年去世。《醫林改錯》在 1830 年寫成，卻要到 1851 年才全國流傳，形成學術震盪。[24] 從倫敦來華的傳教醫生合信（Benjamin Hobson, 1816-1873）在這一年出版《全體新論》，把王清任《醫林改錯》和自己的《全體新論》同時發行，結合力量，造成聲勢，有意識地挑戰中醫傳統臟腑學說。《全體新論》數度再版，在當代甚有影響。[25]

從 1851 到 1859 年，Hobson 有系統地出版五種醫學著作，當中包括《西醫略論》、《內科新說》上、下兩冊[26] 和《婦嬰新說》。這是初次有傳教醫生自覺地、有計劃地把西醫臨床醫學打進中國知識界。

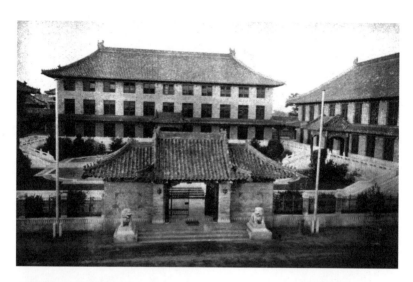

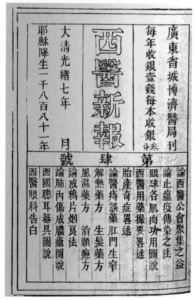

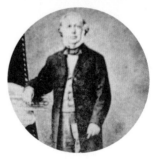

上｜圖為 1921 年建成的北平協和醫
學堂。

左｜圖為成立於 1859 年的廣州博濟
醫院出版的《西醫新報》。

右｜傳教醫生合信（Benjamin
Hobson）對傳播醫學知識的態度認
真。在華傳教與行醫之外，合信在教
學與出版的影響深刻。

中醫遇上西醫｜85

Hobson 與明末清初的傳教士有根本的不同。之前的傳教士以「科學傳教」，科學只是手段，並無興趣傳授西醫學的精華。Hobson 身為英國皇家醫學會院士，對傳播醫學知識的態度認真。Hobson 對中國人民福祉有真誠的關注，曾經公開反對英政府對華的鴉片貿易。他在華 20 年，其中 12 年在港、澳，8 年在廣州，除傳教與行醫外，教學與出版的影響深刻。[27]

在《西醫略論》首章，Hobson 有意識地提出中西醫學之別，指出西醫的質素比中醫優勝，是因為西醫有良好嚴謹的訓練制度，並且有一代比一代創新進步的精神。[28] 可以注意的是，儘管他有意識地以五種醫學著作「挑戰」中醫學的傳統理論，但在臨床上並不視中西醫藥為對立，反而中西藥並用，《內科新說》前言更明言「藥劑以中土所產為主，有必須備用而中土所無者間用番藥」。Hobson 使用的中藥包括茯苓、澤瀉、大黃、車前子等。[29]

按 Unschuld 的記述，十九世紀傳教醫生在華致力行醫，一度令教會感到不滿，指傳教醫生花了太多時間行醫。前面提及在廣州設立眼科醫局的 Peter Parker，雖然宣稱行醫有助傳教[30]，也因行醫時間「過多」，其美國教會團體一度終止贊助，後來派人到廣州考核，見他傳教確有成績，才恢復資助。[31]

得到教會信任後，傳教醫生才能擴大行醫事業。其中美國傳教醫生嘉約翰（John Glasgow, 1824-1901）建設了影響重大的博濟醫院（1859 年在廣州開業，1866 年新院擴張）。[32]

這是西式醫院在中國生根茁壯的時期。在 1850 年，中國只有 10
間教會醫院，至 1889 年，增至 61 間；二十世紀初再增至 362
間，另有 244 處門診服務。[33]

1900 年之後，很多教會醫院利用庚子賠款重建現代化的新院，
西醫規模更盛。更重要的是，教會醫院全面開展了在中國的西
醫教育。1868 年博濟醫院開設的醫學校是中國的第一間西醫學
校，1900 年以後 20 年，北平協和醫學堂、上海震旦大學醫學院
等相繼成立。[34] 在 1897 年的調查，61 間教會醫院中有三分二兼
帶學徒。[35] 到 1920 年，西醫學校有 20 多所。[36]

西醫生根、中醫回應
Early Chinese response to modern Western medicine

或者從 Hobson《全體新論》等五種著作在中國流行開始，中醫
終於感受到挑戰了。1887 年，四川醫家羅定昌著《中西醫士臟
腑圖說》，批評 Hobson《全體新論》中的西醫解剖。羅定昌評
價中西醫學的標準簡單不過：在中國，《內經》是不會有錯的。
如果西醫學說與《內經》相悖，那只能是異地風土有別所致：「若
西醫者，學其所學，並不本中國《內經》，故其立言樹義，有與
《內經》合者，有與《內經》不合者。風土懸殊，嗜好各別。」[37]

另一位四川醫家唐宗海（1862-1918）就比較完整地通讀了
Hobson 五種著作，然後在 1892 年寫成《醫經精義》以作回應。

唐宗海認為，《內經》、《傷寒》大致上是沒有問題的，只是中醫學在近代漸失真傳，有不少紕漏是應當改善；他認為西醫學只是初出的學科，比不上《內經》周詳精密，中醫只須擷取西醫學一些有用部分，摻入中醫學裏面便可以了。[38] 現在看來，唐宗海的想法是太天真，但他是率先提出中西醫學可以「匯通」這個看法，這點眼光在當時是不平凡的。

廣東醫家朱沛文的《華洋臟象約纂》也是在 1892 年著成的，此書詳細比較了中醫經絡系統與西醫循環系統理論和對血液的論述，結論是：在醫學中，屬於「形」的範圍應以西醫學為準（「從洋」），屬於「理」的範圍則應「從華」。[39] 這是比較平等地接納西醫學的觀點，雖然仍不曾脫離洋務運動時期（1860-1890）「中學為體，西學為用」的改良思想。

唐宗海、朱沛文兩位醫家同被稱為「早期中西醫匯通派」。[40] 但李經緯不同意這個統稱，認為在 1920 年之前，中醫對西醫學的回應，並非真正尋求匯通，只是主張在中醫學之中適當地「摻合」小量西醫知識。他認為，真正在學理與臨床實踐上試圖匯通中西醫學的，還要有待惲鐵樵（1878-1935）和張錫純（1860-1933）（惲鐵樵和張錫純的匯通試驗見本書第五章）。[41]

除了教會醫生帶來西醫學，清朝也有官辦的西醫學堂（京師同文館科學館在 1872 年設醫科，天津 1881 年設醫學館），但對社會未見多大影響。同文館的醫科不設實習，學生畢業後或從軍或從

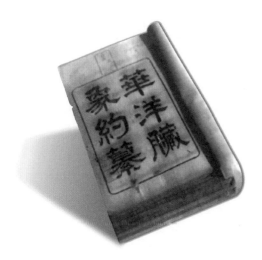

朱沛义的《華洋臟象約纂》詳細比較中西醫學的論述。

政，無人行醫。[42] 洋務運動主力是引進西方的實業與科技，西醫學並非焦點。中國第一個西醫留學生黃寬在 1857 年回國，初年曾在李鴻章麾下工作，亦無所發揮，最後辭職，加入教會的博濟醫院，間接說明官辦的西醫不成氣候。[43]

甲午戰敗的衝擊
The shock of defeat in the Jia Wu Sino-Japanese War

中醫真正面臨危機，應是在 1894 年甲午戰敗之後。中國被日本徹底擊敗後，知識界大為震動，迫切尋求更激進的變革。嚴復 1895 年撰寫〈論世變之亟〉，力言過去那種「增新不變舊」的洋務運動改革不可能成功。同年，鄭觀應《盛世危言》出版，批評傳統學術，讚揚西方制度。翌年，梁啟超成立知恥學會，發表

〈變法通議〉（梁啟超之論點在本書第四、五章會論及）。[44]

梁啟超等人多次上書光緒，促使清政府在 1905 年取消科舉取士制度。這是極為震撼的變化，象徵了傳統經學的全面崩頹。從此，正統經典再無優越地位，不再理所當然地被視為知識學術的權威。陳獨秀在 1915 年提出，歐洲文化與中國傳統文化的性質根本相反，兩者是「絕不相容之物，存其一必廢其一」。[45] 陳獨秀並不特別攻擊中醫學，但新文化運動廢舊立新的思潮，瀰漫整個知識界甚至政府。

日本並不是列強之一，她與中國原本同屬受西方欺侮的國家，但自 1868 年明治維新之後，日本竟能迅速崛起，全面擊潰中國。因此明治維新的經驗備受甲午後的中國政府重視。日本明治維新與中國洋務運動的根本分別在於：前者是全面地擁抱西洋文明，並不區分甚麼「體」與「用」。在十七至十八世紀，中國醫學原本早已流傳日本，被視為先進的文化。中醫學在日本稱為「漢方醫」，在十八世紀後期，漢方醫與 Jesuit 傳教士和荷蘭東印度公司的醫生輸入的荷蘭醫學折衷結合，稱為「漢蘭折衷派」[46]。1868 年日皇昭示明治維新，1871 年，新任衛生局長推行全面西化的政策，下令以 15 年為期，全面取締漢方醫。[47]

1913 年，袁世凱北洋政府教育總長汪大燮改革大學教育制度，仿效明治維新的方針，公佈大學課程分文、理、法、商、工、農、醫七類，而醫類再分為醫學與藥學，完全不把中醫列入課

程。全國 19 個省市的中醫界組成中醫救亡請願團，要求中西醫平等、中醫教育合法化（北洋政府的新學制不承認民間自發的中醫教育），但北洋政府未及進一步廢棄中醫已遭國民黨政府推翻。[48]

這是中醫存亡的第一次警號。1914 年，《中西醫學報》發表了一篇〈中醫救亡芻言〉，說：「自戊戌（1898）新政，新學漸露萌芽，迄至近世，民智勃起，科學昌明，而中西醫學之優劣，判若天淵，昭然若揭，於是謀改良者有人，謀會通者有人，興醫報立醫會者有人，皇皇汲汲，不可終日。」頗能概括此時期中醫界的氣氛。[49]

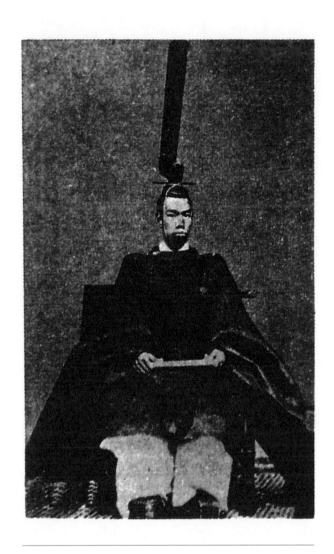

明治維新全面擁抱西方文明後，醫學方面更是刻意做效荷蘭，要求全面
取締漢方醫。圖為於 1868 年昭示明治維新的明治天皇。

註

1   http://www.cintcm.com/lanmu/zhongyilishi/Xulun/xulun3.htm。（編者按：
     此網頁已失效。）

2   陳邦賢《中國醫學史》，頁 7。

3   袁運開、周瀚光主編《中國科學思想史（下）》，頁 175。

4   許健鵬、李國清編《中國古代名醫點評》，頁 170。

5   李經緯《中外醫學交流史》，頁 251-252。

6   曹增友《傳教士與中國科學》，頁 37。

7   李經緯《中外醫學交流史》，頁 255。

8   曹增友《傳教士與中國科學》，頁 48。

9   李經緯《中外醫學交流史》，頁 261。

10   李經緯《中外醫學交流史》，頁 267；曹增友《傳教士與中國科學》，
     頁 354-356。

11   Cule J., Porter R. (Introduction), *Timetables of Medicine*, p. 32

12   Lee M.R., Plants Against Malaria, Part 1: Cinchona or the Peruvian Bark, J R Coll
     Physicians Edinb 2002; 32:189-196.

13   Lee M.R.，同上，p. 189-196

14   Bynum W. F.《十九世紀醫學科學史》，頁 23、30。

15   Magner L. N., *A History of Medicine*, p. 79

16   李經緯《中外醫學交流史》，頁 262-263。

17   陳士奎〈變革「心主神明」為「腦主神明」──中醫腦科學理性發展
     的前提條件〉，《第二次世界中西醫結合大會論文摘要集》，頁 353。

18   王清任《醫林改錯卷上·臟腑記敘》。

19   溫長路、劉玉瑋、溫武兵編著《醫林改錯識要》，錢超塵序。

20   Magner L.N., *A History of Medicine*, p. 245; 馬伯英《中國醫學文化史》，
     頁 821。

21   馬伯英《中國醫學文化史》，頁 822。

22   廖育群文章，引自李經緯《中外醫學交流史》，頁 271-272。

23   李經緯《中外醫學交流史》，頁 269、282。

24   趙洪鈞《近代中西醫論爭史》，頁 57。

25   網上《中國醫學通史簡編》近代卷西醫篇 3 章 1 節，http://www.cintcm.
     com/lanmu/zhongyi_lishi/jindaijuan/xiyi/mulu/mulu.htm。（編者按：此網頁
     已失效。）

26　Unschuld P. U., *Medicine in China - a History of Ideas*, p. 236

27　http://www.aim25.ac.uk/cgi-bin/search2?coll_id=4624&inst_id=20。（編者按：此網頁已失效。）

28　Unschuld P. U., *Medicine in China - a History of Ideas*, pp. 236-237

29　趙洪鈞《近代中西醫論爭史》，頁 58-59。

30　網上《中國醫學通史簡編》近代卷西醫篇 3 章 1 節，http://www.cintcm.com/lanmu/zhongyi_lishi/jindaijuan/xiyi/mulu/mulu.htm。（編者按：此網頁已失效。）

31　Unschuld P. U., Medicine in China - a History of Ideas, pp. 237- 240

32　網上《中國醫學通史簡編》近代卷西醫篇 1 章 2.2 節；李經緯《中外醫學交流史》，頁 282，記述了博濟醫院的貢獻。

33　Unschuld P. U., Medicine in China - a History of Ideas, p. 239；李經緯《西學東漸與中國近代醫學思潮》，頁 51 則說 1930 年有 214 間。

34　網上《中國醫學通史簡編》近代卷西醫篇 1 章 2.2 節，http://www.cintcm.com/lanmu/zhongyi_lishi/jindaijuan/xiyi/mulu/mulu.htm。（編者按：此網頁已失效。）

35　李經緯《西學東漸與中國近代醫學思潮》，頁 49。

36　李經緯，同上，頁 50。

37　李經緯，同上，頁 74。

38　李經緯，同上，頁 75-76、82。

39　李經緯，同上，頁 84-86。

40　趙洪鈞《近代中西醫論爭史》，頁 68-69；史蘭華《中國傳統醫學史》，頁 310。

41　李經緯《西學東漸與中國近代醫學思潮》，頁 56、135-141。

42　李經緯《中外醫學交流史》，頁 304；李經緯《西學東漸與中國近代醫學思潮》，頁 47。

43　趙洪鈞《近代中西醫論爭史》，頁 60；李經緯《中外醫學交流史》，頁 305。

44　韋政通《中國十九世紀思想史・下》，頁 642、926；趙洪鈞《近代中西醫論爭史》，頁 63-64。

45　李經緯《西學東漸與中國近代醫學思潮》，頁 33。

46　杜聰明《中國醫學史略》，頁 454-455。

47　李經緯《中外醫學交流史》，頁 320。

48　網上《中國醫學通史簡編》近代卷中醫篇 6 章 2 節，http://www.cintcm.

com/lanmu/zhongyi_lishi/jindaijuan/zhongyi/mulu/mulu.htm；〈中醫百年風雲錄〉，《市場報》，1999 年 12 月 24 日，http://big5.peopledaily.com.cn/shch/199912/24/newfiles/E101.html。（編者按：以上兩個網頁已失效。）

49　李經緯《西學東漸與中國近代醫學思潮》，頁 341。

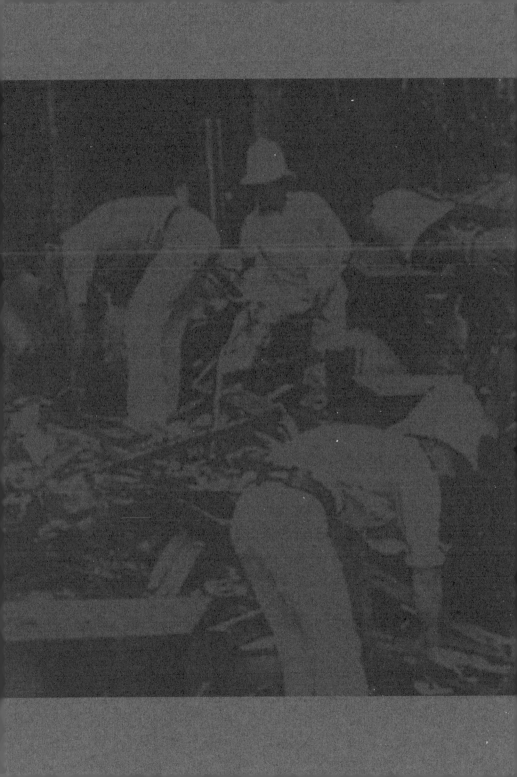

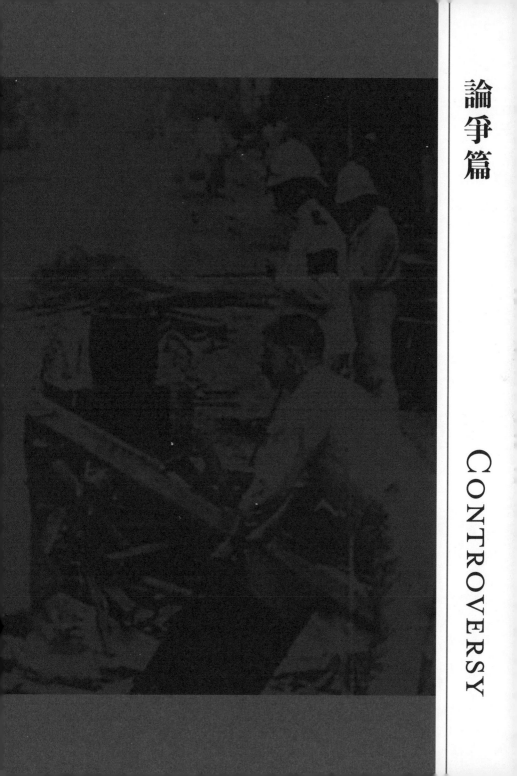

論爭篇

CONTROVERSY

醫　學　小　叢　書

第四章 ⌘

公共衛生與傳染病學的響號

病　染　傳

余雲岫　著

從甲午戰敗到中醫界張織孫提出救亡，中間不過短短 20 年，對中醫學界來說，局面可以說是急轉直下。在甲午之前，唐宗海、朱沛文等人對中、西醫參合的思考，並沒有甚麼危急存亡的恐懼，他們以為，只要能在中醫理論體系中設定位置，吸納新來的、年輕的西醫學，便是出路。如今，國可能亡，國粹更可以亡，破舊是救國運動的一部分，中醫學面對存亡危機了。

1905 年科舉廢除後，大量公費和自費留學生赴日，後來擴至美、法、德國，當中有醫學生。這些留學醫學生回國後，成為中國西醫界的第一代骨幹人物。[1] 其中反對中醫最猛烈的有留學日本的余巖（余雲岫，1879-1954）。

余巖與梁啟超批判中醫
Yu Yan and Liang Qi-chao: Critical perspectives of Traditional Chinese Medicine

余巖在近代中醫學史是一個備受痛恨的人物。他是留日的公費生，曾於 1905 及 1913 年兩次公費赴日讀書，在大阪醫科大學畢業後回國，迅即出版《靈素商兌》，全面攻擊《內經》的陰陽五行學說，掀起中西醫的論爭。[2] 1929 年，余巖在國民黨政府中央衛生委員會議中提案，力促政府「廢舊醫、行新醫」，認為「舊醫一日不除，民眾思想一日不變，新醫事業一日不向上，衛生行政一日不能進展。」[3] 這一次提案激起了全國中醫界的團體奔走抗議運動，醫學論爭變成政治鬥爭了。

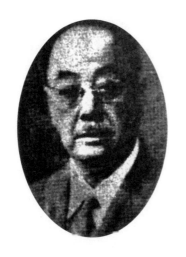

留學日本的西醫余巖（余雲岫）在北
洋、國民黨政府兩個時期力促「廢舊
醫、行新醫」，成為近代中醫學史備
受痛恨的人物。

余巖的影響力，跨越了北洋政府、國民黨政府兩個時期，而且以
激烈的學術批判和政治手法並進，成為近代史上西醫逼迫中醫的
一個典型人物。

震動中醫界最大的，是余巖 1916 年發表的《靈素商兌》一文。
對於《靈素商兌》引起震動，余巖頗感自得：「自余著《靈素商
兌》後，舊醫家陰陽五行十二經脈之說，摧毀無遺。」[4] 他指斥
中國民性「尚玄」，「醫錮於岐黃，鑿空逃虛，不征（證）事實，
其中毒久矣，不殲《內經》，無以絕其禍根」。[5]

余巖確信：陰陽五行和臟腑經絡學說作為中醫學的基礎是虛妄
的，能擊破它，中醫學整個體系也便崩潰。

雖然立場激烈，余巖似乎也並不全盤否定中醫傳統。在批評「舊醫」時，余巖推崇張仲景，說除仲景之外，其他人如金元四家的議論雖然不無獨造，但未能脫離《靈樞》及《素問》空虛的積習，欠了一點實驗精神。[6] 在這裏，可以見到他對張仲景的尊重，甚至也表明了對金元四家的獨造精神的肯定。余巖也讚許清末吳鞠通的《溫熱條辨》，說他敢於質疑《素問》「冬傷於寒，春必病溫」的舊說，「直向千古所奉為醫學之聖經放矢攻擊，吳氏真千古一人也」。[7]

西醫界以外，學術領袖如嚴復、梁啟超、章太炎等亦大力贊成廢除陰陽五行學說。甚至中醫界內部，亦有不乏支持廢舊學的人。[8] 梁啟超便曾痛斥五行學說，認為中國二千年來，硬把宇宙無量數的事理現象歸為五類，以此支配關乎病人生死的醫學，是學術界的恥辱。[9] 現代醫家如陸廣莘據此對梁啟超頗為反感。[10]

梁啟超對改革中國文化的主張其實並不激進，更不是全面否定中醫學。1897 年梁啟超在上海成立醫學善會。[11] 梁氏在〈醫學善會敘〉一文中載有他比較完整的看法：

「今中國所在，京都國會，以至十室之邑，三家之村，固靡不有以醫鳴者。詢其為學也，則全體部位之勿知，風火燥濕之勿辨，植物性用之勿識，病證名目之勿諳，胸中有坊本歌括數則，筆下有通行藥名數十，遂囂然以醫自命。偶值天幸，療治一二顯者獲瘥，而國手之名，遂噪於時。今之所謂醫者，皆此類也。」

余氏醫述卷一 靈素商兌

浙江鎮海余　嚴雲岫著

引說第一

靈素商兌何為而作耶曰發靈樞素問之謬誤也曰自人體解剖之學盛而筋骨之聯絡血管神經之分布臟腑之位置功能大明自顯微鏡之製與而四體百骸之微妙無不顯露於是乎官骸臟腑之關係日明而生理病理之本源流末漸得其真相至於今日强仲已為定論洞然不容疑慮靈樞素問數千年前之書以粗率之解剖溌泛之空論虛無恍惚其謬誤可得而勝發乎曰摘其重要而尚為舊醫稱說之中堅者而攤之也客曰空談不敢事實今者新醫日盛見地日確前古荒唐無稽之學將日就湮沒而自盡不攻而自破此篇不作可也曰靈素之惑人四千餘年於茲矣今幸真理日明混沌荒謬之說日就

余氏醫述卷一　　　　　一

這裏可見梁啟超對於中醫學的臨床概念，如「風火燥濕、植物性用、病證名目」等是支持的。

梁啟超惋惜「今舉四萬萬人之心靈，而委諸學究之手，舉四萬萬人之軀殼，而委諸庸醫之手」。他反對的是無學問的庸醫，痛恨中醫在學術上自困於故紙堆。梁啟超認為，中醫在近世衰落，問題在制度敗壞，而西醫的學術與訓練制度特別優勝。「古之醫者，方伎之略，列於藝文，惠濟之方，頒自天子，其重也如是。西國醫學，列為專科，中學學成，乃得從事。今中土既不以醫齒於士類，士之稍自重稍有智慧者，皆莫肯就此業。……坐聽天下之無賴，持此為倚市餬口之術，殺人如麻，又何怪歟。」[12]

五行學說可以揚棄，中醫學界須痛切改革，創新學術。梁啟超關注的是舊文化舊制度的有效更新，使中國不致滯後於西方文明，這與余巖全面進攻中醫的立場完全不同。

改革公共衛生的迫切性
Urge for public health reforms

梁啟超寄望改革中醫學，還有較少為人論及的另一層面：他是深切知道西方公共衛生的進步，對國民健康至為重要，而這是關乎「保種」強國的。

十九世紀下半葉，西方醫療明顯優勝之處，是公共衛生與保健的

知識和制度比中國進步。梁啟超比較了中英醫療，指出：英國人「自 1842 年變政，講求攝生之道、治病之法，而講全體、講化學，而講植物學，而講道路，而講居宅，而講飲食之多寡，而講衣服寒熱之準，而講工作久暫之刻，而講產孕，而講育嬰，而講養老，而講免疫，而講割紮……學堂通課，皆兼衛生。」

相比之下，中國則是「一歲之中，其坐藥誤而死者，不知幾何人。疾本可治，而不解治之道，束手聽其作斃者，不知幾何人。坐道路不潔，居宅不清，飲食不淨，感召疹癘，坐病致死者，不知幾何人。坐父母有病，受質尪弱，未及年而死者，不知幾何人。胎產不講，坐孕育而母死或胎落者，不知幾何人。故孳生雖繁，而以每百人較其死亡多寡之率，亦遠甲於大地。」[13]

從比較中西公共衛生與國民死亡率的差距出發，結論必然是要效法西方。上一章提及，在 1913 年，全國中醫界向北洋政府請願。北洋政府的函覆是這樣解釋的：「本部對於醫學，只期學術完備，求合於世界進化之大勢，然後檢疫、衛生諸政，冀可推行無碍，並非於中醫、西醫有所歧視也。」[14] 這並非純屬官方詞令推搪。覆函的思路與梁啟超很相似，認為中國迫切需要建立檢疫與衛生制度，必須採納西方的醫學，才能趕上世界大勢。

在公共衛生建設與醫學發展方面，北洋政府是有建樹的。1913年 11 月北洋政府頒佈《解剖屍體規則》，讓醫學院校與西醫院的教研工作得以開展。1916 年 3 月，北洋政府公佈《傳染病預

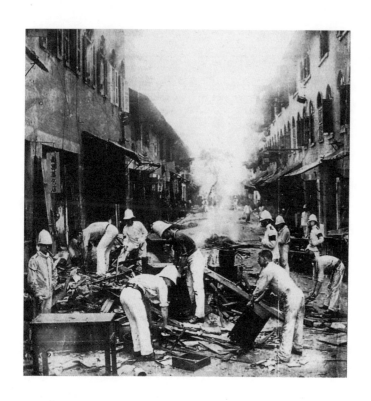

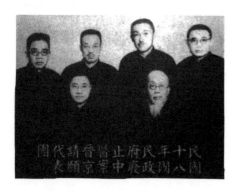

上｜圖為由廣州傳入香港的疫
症受感染現場，攝於十九世紀
九十年代。

下｜1929 年南京政府在中央
衛生委員會議上提案廢止舊
醫，觸發繼 1913 年之後另一
次大規模中醫界請願。圖為當
年的特刊封面。

防條例》，列出霍亂、痢疾、腸傷寒、天花、白喉和鼠疫等八種傳染病為防疫目標，規定了傳染病預防的措施、傳染病報告等條款。1918 年中國東北地區鼠疫蔓延，北洋政府籌建專職的防疫部門。1919 年 3 月，中央防疫處在北京成立，其開展的研究工作有腸傷寒、霍亂、痢疾等病的細菌學和免疫學的研究，並供應疫苗和抗血清。[15] 1925 年，政府在北京協和醫學院衛生科協助下試辦公共衛生事務所，集中傳染病管理與教學的工作。

北伐結束後，南京政府在 1929 年為推行新的衛生行政，邀請國際聯盟（The League of Nations）的衛生組織考察團來華，視察十多個城市和鄉鎮，提出解決中國衛生問題的計劃，在三十年代、二次大戰前，開展了大量的衛生與防疫建設工作。[16] 余巖 1929 年在政府中央衛生委員會議的提案，是以此為背景的。他的動議是〈廢止舊醫以掃除醫事衛生之障礙案〉，認為「舊醫一日不除，民眾思想一日不變，新醫事業一日不向上，衛生行政一日不能進展」。理由之一是「（中醫學對疾病的成因）根本不明，診斷無法，舉凡調查死因、勘定病類，預防疫癘，無一能勝任」。[17] 余巖的論點儘管激烈，卻是出於對公共衛生與疾病預防的真切關注。

西方國家的公共衛生事業在十九世紀大大改善國民健康與延長人均壽命，社會衛生和預防醫學不但成為新興的學科，更是政府立法與施政的課題。英國是最早訂立法令把公共衛生與預防醫學制度化的國家。早在 1842 年，英國已立法規管食水與污水的處理，1848 年成立國家與地方的公共衛生機構，1875 年立法確認

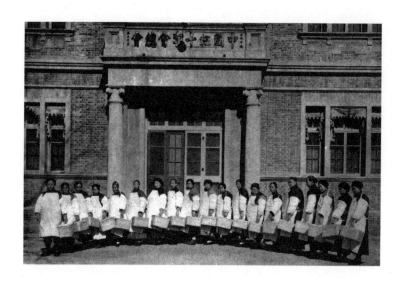

圖為採用現代方法訓練的醫護人員，攝於 1929 年。

公共衛生是未來 60 年施政約章的主要焦點。[18] 梁啟超說「英國人自 1842 年變政，講求攝生之道」，指的就是英國立法改善公共衛生，有效防疫。

在十九世紀，公共衛生建設是全新的社會改革，前提是挑戰既有的思維和制度，即使在西方，也是不無震盪和爭論的。在德國，Rudolf Virchow（見第一章）不單是傑出的細胞病理學家，更是一位具社會良知的學者。他在 1848 年實地調查社會的悲慘情況，並發表文章揭露公共衛生及醫學教育上的缺陷，觸政府之怒，因而被迫辭去在柏林的職務。他的其中一宗「罪名」，只

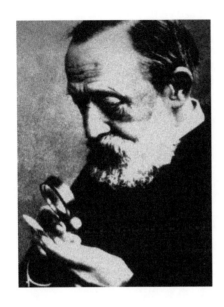

德國細胞病理學家 Rudolf Virchow
因為揭露公共衛生及醫學教育上的
缺陷，觸怒政府而失去職位。

不過是要求成立國家衛生部！在法國，與 Virchow 同期的 Louis
Pasteur 在從事研究之外，設立 Pasteur 研究所，學生來自世界各
地，學習細菌與疫苗的知識，令預防接種的技術普及，在西方成
為公共衛生的必要一環。[19]

余巖的傳染病學
Yu Yan's introduction of the science of infectious diseases

從以上的脈絡，可知余巖為人固是偏激，但不無符合社會客觀需
要的實學。他從日本帶回國的現代知識，特別是傳染病學，對當

時醫學發展很有貢獻。

傳染病學是公共衛生的基礎。余巖雖然因推動廢止中醫的議案而留惡名於中醫史，但他從日本引進的西醫學卻是非常扎實的。他與劉崇燕合著《傳染病全書》上下兩卷。卷一〈赤痢篇〉介紹 Shigellosis 與 Dysentry 的防治，其中章節包含了流行疫學、細菌學診斷、病原撲滅法、赤痢預防接種法的詳盡知識。在預防方面，〈赤痢篇〉特別強調上水道（自來食水）與下水道（陰溝）之完善至為要緊，提醒赤痢有極強的傳染性，若醫生誤診為下痢（一般腸胃炎），疾病即會恣意蔓延。[20]

此書寫作嚴謹，純粹依學術立論，即使以現今的標準看，也是高水平的著作。例如，書中引述日本接種預防赤痢，對照比較地區接種者與不接種者死亡率，是 6.2% 與 26.5% 之比，但余巖並不因此誇耀防疫注射的功效，反而指出 6.2% 死亡率顯示接種法並不是完全有效。這裏有實事求是的學術態度。[21]

在此可順帶一提：日本在明治維新前一年以民間捐款建設了「種痘所」，這比前述的廣州「十三洋行」支持在中國推廣種牛痘還遲了數十年。但這些「種痘所」在日本卻成為西醫的學術研究中心，再一變而成西醫學校，簡稱「醫學所」。[22] 余巖〈赤痢篇〉的資料很可能便是源於「種痘所」的研究。他歸國後力闢中醫，視野亦是來自日本維新後的西醫發展經驗。

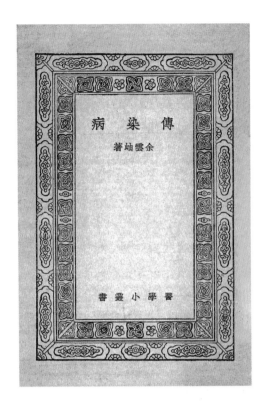

傳 染 病

余雲岫著

醫學小叢書

二十年代余巖獨自撰寫的
小書《傳染病》封面，全
書僅 46 頁。

〈赤痢篇〉有余巖的自序。在序言中，余巖借《傷寒論》序中張
仲景自述的宗族瘟疫，來說明微生物傳染的可信性。「予考仲
景之論，大都為熱性病，而發病之熱者，多為炎症，而發炎之
源，多在微生物。有微生物，斯能傳染，甲乙相傳，數其病相
似。……仲景謂宗族二百餘，猶未十稔（不到十年），而死者三
分之二，傷寒十居其七，此豈非其病多相似耶？」為甚麼張仲景
宗族的病況相似？余巖以此說明傷寒正因為是同一種病菌在人群

中的互相傳染，病情才會相似。在這裏余巖是有意識地認同張仲景《傷寒論》的中醫傳染病學傳統。

在另一篇文章〈箴病人〉，余巖以淺白語言向一般百姓講述現代西方醫學的進步，十分平實，並無攻擊中醫的意氣用事。他說現代「衛生之道……以清潔為要」。中國人向來「不重預防」，須改變認知。[23] 文章裏面有一節介紹了自來水系統為何比河水、井水等自然水安全；排泄污物應設有常道（sewage system）等。同書有〈六氣論〉一文，說明為何非得批判中醫理論不可，因為「風寒暑濕燥火」這種六氣致病的模糊理論「中人最深」，不單老百姓，連知識分子都安於這一套語言，對推行公共衛生是障礙：「六氣之說不明，則社會對於病之觀念，永無了解之期；而衛生養病之事，往往操背馳之行動，罹意外之危險，亦國民仁壽之一大障礙物也。」[24]

由此可見，即使在激烈的中西醫學鬥爭時期，仍有合理的討論層次。公共衛生和傳染病學是醫學現代化的重要焦點。很可惜，由於余巖急於立新，企圖把中醫連根拔起，觸發了中醫對存亡危機的抗爭。更由於廢止中醫的威脅延綿瀰漫整整 20 年，令有意義的中國醫學現代化問題不能合理地討論。

從時代思潮的角度看，北洋政府的汪大燮、國民政府時期的余巖相繼提出廢棄中醫傳統，不可以視為只是個別人士的激進。這時期，西醫院、西醫學校既已在中國扎根，科學的醫學理論已顯現

優勢;西醫傳染病學為本的公共衛生制度,有效地防治疾病,不能不引進仿效。即使沒有汪大燮和余巖這些針對中醫的「反派」人物,當科舉取士的制度崩潰、新學校和留學生帶動新文化及廢舊立新的思潮瀰漫時,中醫的經典權威再不是理所當然的。中醫學是國粹,但國粹也不再有恆存的必然認受性(legitimacy)。對此,Unschuld 比身在局中的中國人看得更真切。他指出,在任何社會,一種醫療方法體系(healing system)的強弱不僅是繫於它本身的客觀療效;同樣重要的,是社會政治群體的理念,是否容納這種醫療方法體系背後的世界觀。他問:當儒家經學和人清皇朝崩陷,中醫學的難題是:如何樹立新的意識形態層面的認受性?[25]

註

1　李經緯《中外醫學交流史》，頁 274、306；李經緯《西學東漸與中國近代醫學思潮》，頁 48。

2　趙洪鈞《近代中西醫論爭史》，頁 109。

3　謝永光《香港中醫藥史話》，頁 29。

4　余巖《醫學革命論》初集，卷四〈六氣論〉。

5　余巖《醫學革命論》初集，卷一；又見陳小野《中醫學理論研究》，頁 152-159。

6　余巖〈砭新醫〉，《醫學革命論選》，頁 135。

7　余巖〈傷寒發揮〉，《醫學革命論選》，頁 160。

8　趙洪鈞《近代中西醫論爭史》，頁 204-212。

9　趙洪鈞，同上，頁 20。

10　陸廣莘《中醫學之道》，頁 213。

11　韋政通《中國十九世紀思想史・下》，頁 932。

12　梁啟超〈醫學善會敘〉，《飲冰室文集》，頁 70。

13　梁啟超，同上。

14　陳邦賢《中國醫學史》，頁 266。

15　網上《中國醫學通史簡編》近代卷中醫篇 6 章 2 節，http://www.cintcm.com/lanmu/zhongyi_lishi/jindaijuan/zhongyi/mulu/diliuzhang2.htm；及西醫篇 3 章，http://www.cintcm.com/lanmu/zhongyi_lishi/jindaijuan/xiyi/mulu/mulu.htm。（編者按：以上兩個網頁已失效。）

16　網上《中國醫學通史簡編》近代卷中醫篇 2 章 1 節，http://www.cintcm.com/lanmu/zhongyi_lishi/jindaijuan/zhongyi/mulu/dierzhang/.htm。（編者按：此網頁已失效。）

17　陳邦賢《中國醫學史》，頁 267。

18　Cule J., Porter R. (Introduction), *Timetables of Medicine: An Illustrated Chronology of the History of Medicine from Prehistory to Present Times*, p. 34

19　陳邦賢《中國醫學史》，頁 267；杜聰明《中國醫學史略》，頁 145。

20　余巖、劉崇燕《傳染病全書》卷一〈赤痢篇〉；卷二〈傷寒篇〉，頁 111。

21　余巖、劉崇燕《傳染病全書》卷一〈赤痢篇〉，頁 113-115。

22　杜聰明《中國醫學史略》，頁 456。

23　余巖《醫學革命論選》，頁 135。

24　余巖，同上，頁 143。

25　Unschuld P. U., *Medicine in China - a History of Ideas,* p. 249

燧見智錄自序

中醫者固不知素問靈樞

而書或雖讀之而茫無所

功過不相當若是者亦安

其能炫者愈多其說愈枝

必使緘口結舌然後已彼

殘守缺思得其人以傳之

Convergence attempts by Yun Tiejiao and Zhang Xichun

第五章 ⌘ 惲鐵樵與張錫純的匯通試驗

則以功過不相當若是者亦安在其可貴用

而炫其能炫者愈多其說愈枝去真愈遠

覘之必使緘口結舌然後已彼能者自度

心抱戔守缺思得其人以傳之卒之不得

盡學術不見重於世也久矣晚近歐亞媾

泄幾無一漏可稼惟花局果芸不引

當余巖在 1916 年發表的《靈素商兌》攻擊中醫陰陽五行經學說，中醫界普遍對西醫學缺乏深刻認識，可以說是反駁乏力。較有力的辯解是由惲鐵樵（1878-1935）提出的。

惲鐵樵曾與余巖在上海商務印書館共事。余巖在 1916 年從日本回國後在商務印書館主理西醫學譯著的出版。惲鐵樵則是 1911 至 1919 年在商務任編譯員。[1]

商務印書館在此時期出版很多西方醫學譯著，惲鐵樵顯然因而得以博覽涉獵。他 38 歲才開始學中醫，離開商務之後行醫為業，兼在上海各中醫學校任教研工作。1922 年，惲鐵樵著作《群經見智錄》，回應了余巖對中醫學的攻擊，但秉持學術態度，既不作個人攻擊，也不是一味為傳統辯護。

惲鐵樵調和中西
Yun Tieqiao's attempt to harmonize Chinese medicine and Western medicine concepts

《群經見智錄》只有四萬字，對中醫理論的貢獻，卻超越了一時一地的論爭。其中提出「《內經》之五臟非（解剖學）血肉的五臟」，便開啟了一片空間，讓後來的中醫家們脫開「臟腑解剖是否有誤」的糾纏，發展臨床有用的「臟象（藏象）學說」。（見本書第八章）

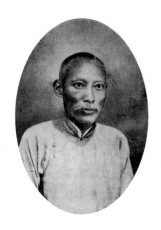

惲鐵樵

惲鐵樵的立論以護衛中醫理論為主，卻並不囿守傳統觀點，反而汲取西醫生理學，為中醫提出可與西醫相通的理論，反映了他匯通的學術思路。

在《傷寒論輯義》第五卷，惲鐵樵借西醫對人體體溫調節的認識，詮釋中醫「衛氣」的作用。中醫學自《內經》已有「營氣」、「衛氣」的生理概念。「營氣」是血脈內流行的具營養作用之氣，比較易明白。對「衛氣」的描述是「衛行脈外」[2]，「衛者，水穀之捍氣也」[3]。捍氣是「捍衛身體之氣」。捍衛身體之氣而又行於脈外，這到底是甚麼？

張仲景《傷寒論》論述外感傷寒的表現，說：「太陽病，或已發熱，或未發熱，必惡寒。體痛，嘔逆，陰陽俱緊者，名為傷

寒。」[4] 未發熱者怕冷惡寒，後世一般的註解是「寒（邪）傷營」、「風（邪）傷衛」，意思是寒邪入於血脈（營在脈內），令「營氣」阻滯；風邪則干擾肌膚（衛分），「鬱蒸而致發熱」。惲鐵樵不滿意「風傷衛」的解釋，「衛氣」就是肌膚？肌膚自己怎會「鬱蒸」；如果「衛分」不同肌膚，風邪又如何從肌膚跑到衛分？他指出這是「隨意捏造，信口開河，越說越不明白」。

惲鐵樵借用現代生理學知識，說「衛氣」是「軀體對於寒暖之抵抗力」。他認為，所謂「衛行脈外」並不是說在血液循環之外另有衛氣流行通道，衛氣只是散發至肌膚表層的熱氣，也就是體溫。[5]

惲鐵樵進一步解說道：「肢體官能有反射作用，肌肉神經有反射作用，營衛亦有反射作用。」「衛氣者所以保護營血，其目的在維持血行之平均，故無論冬夏，健體之溫度，常不過三十七度。此其常也。」現在我們知道，體溫調節的元素：體表血管擴張或收縮、發汗與否，是自主神經的作用。患病發熱前血管收縮、寒顫，與人遇風寒的反應相似。

惲鐵樵用西醫概念註釋《傷寒論》，並不是借西醫學來「證明」《傷寒論》、《內經》的「科學性」，而似乎是想藉新註《傷寒論》，向讀者介紹西醫學理。雖然醫學史敘述中惲鐵樵好像在與余巖筆戰，但惲鐵樵的識見並不在這個爭辯的層次：「今日而言（中）醫學改革，苟非與西洋醫學相周旋，更無第二途徑。」[6] 想改良

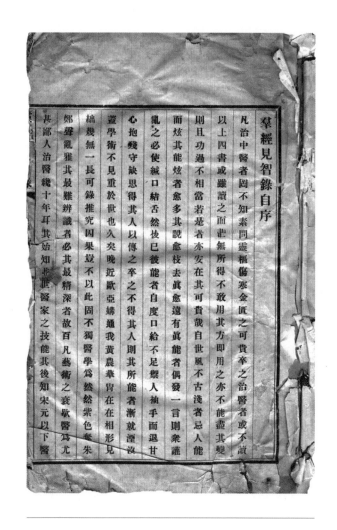

羣經見智錄自序

凡治中醫者固不知素問靈樞傷寒金匱之可貴卒之治醫者或不讀以上四書或雖讀之而卒無所得不敢用其方即用之亦不能盡其變則且功過不相當者是者亦安在其可貴哉自世風不古淺者忌人能而炫其能炫者愈多其說愈枝去真愈遠有真能者偶發一言則衆能亂之必使緘口結舌然已彼能者自度口給不足禦人袖手而退甘心抱殘守缺思得其人以傳之卒之不得其人則其所能者漸就湮汲盡學術不見重於世也入突晚近歐亞媾通我黃農華胄在在相形見綳幾無一長可錄推究因果豈不以此固不獨醫學爲然然紫色蛙聲鄭聲亂雅其最難辨識者必其最精深者故百凡藝術之衰歇醫爲尤其鄉人治醫綫十年耳其始知非世醫家之技能其後知宋元以下醫

恽鐵樵著《羣經見智錄》，對中醫理論的貢獻超越了一時一地的論爭。

中醫，只能引進現代醫學知識，與西醫學正面周旋，有爭論也不必迴避。這種胸襟，在當時的中醫界很少見。

惲鐵樵熱心傳授具現代視野的中醫學，曾在 1925 年與國學大師章太炎等在上海創辦中國通函教授學社，講義有《傷寒論講義》、《內經講義》等 20 種。1933 年，他主編《鐵樵醫學》月刊，內設學員課藝問答等專欄。中醫函授課程受業者遍及全國，有 600 多人，在中醫教育史上是里程碑。[7]

《群經見智錄》、《傷寒論輯義》出版的時期，正值轟動中國學術界的「科學與玄學論戰」（1923 年開始）。在科學方法之外有無其他可信的學術？尖銳的問題隨著「科學化」浪潮洶湧而至，令中醫如芒在背（見下章）。「中醫科學化」牽動現實「存亡」的憂懼，其中的激烈與意氣比「科玄論戰」更厲害。惲鐵樵的弟子陸淵雷在 1928 年發表〈西醫界的奴隸派〉，痛斥余巖之流是「日本醫學的兒子，只能算是西洋醫學的孫子」。他譏諷西醫面對傳染病，不是推搪「診斷未確無從施行根治」便是說「尚未發現特效藥」，費盡氣力驗血種菌，有辦法醫治的病卻很少。[8]

「中醫科學化」思潮，由三十年代初一直延綿至五十年代。奇怪的是，陸淵雷在他的老師惲鐵樵去世（1935 年）前後，改弦易轍，變成「中醫科學化」的先鋒。[9] 他苦心地說：「國醫所以欲科學化，並非逐潮流，趨時髦也。國醫有實效，而科學是實理，天下無不合實理之實效，而國醫之理論乃不合實理。」[10] 他提

出以西醫學作為參照，用科學方法研究中醫，從而肯定了中藥療效。[11]

現實是在醫學治療中，不管背後的理論錯誤與否，依然可以是有實效的。本草藥物有相當療效，中外都有傳統，其理論不是一定有「實理」。陸淵雷的意思是：不弄清真實的機理，只有療效，也會被攻擊。勉強捍衛傳統的理論行不通，反會成為中醫被攻擊的弱點。他說《內經》、《難經》的理論「多出於古人之懸揣，不合生理、解剖、病理，尊奉之以為（中）醫學之根柢，自招物議，引起廢止中醫之危機，此大不智也」。[12]

陸氏洞悉現實形勢，明白到中醫傳統理論確有弱點，在科學思潮高漲的時代只會被視為玄虛失實，這會危及整體的中醫學的發展。然而主流中醫界對「中醫科學化」的提法充滿疑慮，深懼「中醫不科學是要被廢的，即（使）科學化亦（會）被廢」，因為「科學化」意味著被西方醫學同化。[13]

張錫純：以醫視醫

Zhang Xi-chun – harnessing medical knowledge in both worlds

陸淵雷和惲鐵樵是希望借現代生物醫學之「理」，改良中醫學說及重新演繹。五行臟腑經絡學說是中醫自我認同（self-identity）的核心。即使到了二十世紀下半葉，現代學者依然擺脫不了保衛或重新詮釋五行臟腑經絡的理論思路。一些學者宏觀地、整體地

以現代科學的理論比擬五行學說（例如：「五行學說是樸素的控制論、系統論」，「臟象學說是信息論」等）；另一些學者用實驗方法在微觀上尋找臟腑經絡物質基礎，即所謂「實質研究」。（見本書第八章）他們以為，先立乎其大，樹立了大道理，綱舉目張，中醫學理論在現代就有立足點。

中醫在捍衛傳統時多未覺察：「科學」對中醫的真正挑戰並不在於動搖五行臟腑經絡理論。中醫學能否有效率地汲取西方醫學與科學，成為自己的養分，從而更新，可能才是它在現代能否開拓新貌的關鍵。匯通中西醫學始終要透過實踐試驗，才能找出臨床上有價值的東西。在二十世紀初，中醫界沸沸揚揚的驚呼聲中，河北醫家張錫純（1860-1933）「衷中參西」，潛心臨床，是一個特具意義的人物。

張錫純的醫學經驗載於《醫學衷中參西錄》。這最初是以期刊形式出版；從 1918 至 1934 年共七期，每一期都再版不只一次。這正逢中西醫爭論的時期，「中醫科學化」的爭議極度兩極化，加上熾烈的中醫存亡鬥爭，令張錫純務實的折衷醫學不能在當時產生較大的學術影響，實屬可惜。

《醫學衷中參西錄》的醫學貢獻至今尚未被充分研究及評價。它是超前於時代的作品，全面評價不易，一般的頌揚當然是不乏的。第一期有張錫純的同鄉張慎作序，其中說：「吾願覽斯編者，不以醫視醫，而以經術視醫。」張慎認為「以經術視醫」便

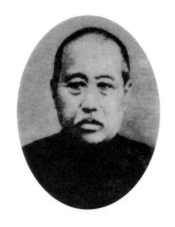

多被評為「中西匯通派」的張錫純，但筆
者卻認為他的貢獻超乎派別。

是最高的榮譽。在中國學術傳統，醫術只是「方技」之類。《內
經》等巨著才可列為「經」。張慎說張錫純「於中西方書，搜閱
極博，而生平得力，實在乎《本（草）經》、《內經》」。「方智
圓神，於以見醫學精華之流露，即以見六經精華之流露也」。把
《醫學衷中參西錄》與六經並稱，便算是最尊崇的評價。

現實卻是，傳統經學的尊崇地位在此時期正在消逝。「以經術視
醫」是完全錯誤的頌讚。相反，張錫純醫學的可貴之處，在於
他不理會傳統經學神聖與否，也不管中西醫學在理論上甚麼是
「體」甚麼是「用」，而是專心臨床，這正是「以醫視醫」的精神！
張錫純 30 歲之後才接觸西醫學，著作《醫學衷中參西錄》時已
50 多歲。在紛擾的中西醫論爭中，不受各陣營的劇辯左右，始
終潛心學術鑽研，學術上的定力非常難能可貴。如下一節所述，
他能真正進入西醫臨床醫藥堂奧，「以醫視醫」，比「以經術視

醫」更難能可貴。

《醫學衷中參西錄》第六期有李重儒序：「且自西法輸入以來，中西醫士恒相齟齬，而先生獨博採兼收，舉中醫之理想，西醫之實驗，以互相發明。凡醫理深奧之處，莫不昭然若揭。如此匯通中西，先生以前未有也。是以醫學志報，有稱先生為醫學革命家，當為醫學開新紀元者，洵不誤也。」頌揚張錫純為開創新文化的「醫學革命家」，與張慎的評價為「六經精華之流露」完全相反。

近代醫學史多把張錫純列為「中西匯通派」。醫學史家李經緯更指張錫純有「國粹主義」傾向，認為他主要還是以中醫之理包括西醫之理。[14] 趙洪鈞反對按照贊成或反對中西匯通的立場把他歸類，認為他的貢獻超乎派別，稱許張錫純為「實驗派大師」。[15] 依《醫學衷中參西錄》所顯露的醫學識見，我認為趙洪鈞的評價比較得當。

緊貼臨床衷中參西
Medicine at bedside – "modifying Chinese and introducing Western medicine"

《醫學衷中參西錄》的內容不容易歸類，當中大半是醫案，取意與西醫學的 case study 相仿。張錫純的選材，是有說明自己的醫藥心得與發明的用意，但並不標舉個人醫學的主張，十分細緻和具體地描述臨床所見，力求客觀，富有現代的學術風格，這與金

元四家刻意樹立個人學說相反。

張錫純最為人樂知的案例，是總結以阿斯必林（aspirin）結合健脾滋陰中藥醫治肺結核[16]。他觀察到：中國人體質不需用西醫書所載的大份量阿斯必林，已可發汗生效；肺結核病者由於體虛，尤其受不了大量發汗，故需輔以中藥調理；他也注意到，不屬於結核的發熱病，服用阿斯必林特別易見效。「阿斯必林結合健脾滋陰中藥醫治肺結核案例」因為是率先介紹中西藥並用的機理，故被津津樂道。現今以健脾滋陰一類中藥調理化療後的癌症病人，也便是這條思路。

重要的其實是張錫純對病情與藥性互動的原創觀察。《醫學衷中參西錄》載有他對中藥藥性的實踐報告，亦有詳盡的西藥化學總覽，後者相信是對西醫當時的 Drug Forumlary 的編譯。此外，亦有散篇談論中西醫學異同，重點多在可相通之處，特別多討論大腦的功能，如〈人身神明詮〉等。

張錫純的醫學並不自我限定在中西藥並用的框框裏。在醫案中，有一些純以中醫醫理解決難題，另一些則大量採取西醫病名病理，完全依臨床需要，不拘一格。這裏舉數例有代表性的：

一 治 30 歲女士長期驚悸不寐證一例，這是純以陰虛心熱等中醫辨證方法，不雜以西醫病症概念。[17]

— 治 38 歲男子癇瘋兼腦充血證一例，這個案裏採用西醫病症
（「腦充血」）診斷，以先治腦充血為急務，另以蜈蚣治癇
瘋。[18] 病是西醫的診斷，而兼用中藥醫治。在第五期三卷詳
論腦充血的原因及治法，也相類。[19]

— 治 32 歲男子冬季小便不通證一例，經西醫醫院以「橡皮引溺
管」（urinary catheterization）醫治，初有效，後來不靈，而下
焦（hypogastrium）疼且涼，以溫熱藥通之。[20] 另一篇詳說以
銀管導尿的方法，[21] 這是採用西醫的導尿技法加中藥醫治。
小便不通的診斷無分中西。

— 治急性腦膜炎兼溫病 8 歲男童一例，已半昏迷，以清實熱中
藥方治。[22] 急性腦膜炎是西醫的診斷，「溫病」是中醫診斷，
用中藥治實熱是通過「辨證」的。

— 前面所說阿斯必林（aspirin）結合健脾滋陰中藥醫治肺結核一
例是以中醫的「藥性」觀點看病人對阿斯必林的出汗反應，
視阿斯必林為藥性寒削，故以滋陰中藥調和，這與現代用中
藥減輕西醫化療的思路相同。[23]

從這些例子綜觀《醫學衷中參西錄》的醫學是以臨床經驗與觀察
為依歸，多用中醫藥，但不拘泥於古人醫經。張錫純根據臨床新
觀察所得訂正了一些傳統的藥性分類。對中西醫學診治觀念也不
拘一格，在解剖學，張錫純確信西醫的腦科知識詳盡而有臨床價

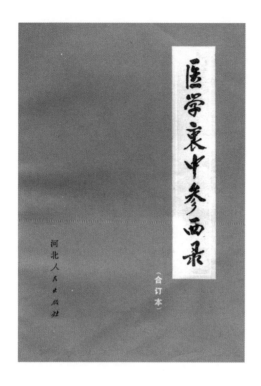

《醫學衷中參西錄》是
超前於時代的醫學著
作，至今尚未被充分
研究及評價。

值，毫不猶豫地採納腦膜炎、腦充血等新概念，全不理會「心主
神明」的舊說。這種眼光是走在時代前面的（參見本書第三章提
及現代中醫陳士奎對開展中醫腦科的呼籲）。對新傳入的西藥，
張錫純亦能尊重西藥學本身的化學藥理語言，而輔之以中醫「辨
證」觀點描述西藥（如阿斯必林的藥性是寒涼，體虛慎用），提
示了中西藥有機互補的全新思路。後者可以視為「西藥中醫化」
的先河。此一思路在今天仍未被充分探索。

張錫純的臨床眼光銳利，論理平實，著作客觀，凡有創見必以實踐為依據，「以醫視醫」，既不刻意保衛傳統，亦不侈言全盤新造，在學術精神與醫術創新兩方面都可作典範。他的醫學識見與清末的王清任有共同點：並不懼怕新傳入的西醫學威脅，自信地擷取它的成果，以實踐新醫道。兩人著作中的治則和湯方，今天仍有實用與研究價值。張錫純的臨床思維更是尚待開發。

註

1　趙洪鈞《近代中西醫論爭史》，頁 181-182。

2　《靈樞·營衛生會》。

3　《素問·痹論》。

4　張仲景《傷寒論》卷二。

5　惲鐵樵《傷寒論輯義》卷一，頁 6。

6　趙洪鈞《近代中西醫論爭史》，頁 133。

7　網上《中國醫學通史簡編》近代卷中醫篇 6 章 4 節，http://www.cintcm. com/lanmu/zhongyi_lishi/jindaijuan/zhongyi/mulu/diliuzhang4.htm（編者按：此網頁已失效。）；引自吳厚新〈近代中醫學家惲鐵樵研究〉，《中醫研究院醫史文獻研究 88 級碩士研究生學位論文》，1991 年，頁 17。

8　趙洪鈞《近代中西醫論爭史》，頁 89、133。

9　趙洪鈞，同上，頁 207。

10　陸淵雷《生理補正·緒言》，引述於李經緯《西學東漸與中國近代醫學思潮》，頁 122。

11　網上《中國醫學通史簡編》近代卷中醫篇 5 章 3 節，http://www.cintcm. com/lanmu/zhongyi_lishi/jindaijuan/zhongyi/mulu/diwuzhang3.htm。（編者按：此網頁已失效。）

12　李經緯《西學東漸與中國近代醫學思潮》，頁 123。

13　趙洪鈞《近代中西醫論爭史》，頁 245。

14　李經緯《西學東漸與中國近代醫學思潮》，頁 142。

15　趙洪鈞《近代中西醫論爭史》，頁 197。

16　張錫純《醫學衷中參西錄》上冊，頁 19-21。

17　張錫純，同上，下冊，頁 92。

18　張錫純，同上，下冊，頁 93。

19　張錫純，同上，中冊，頁 267-273。

20　張錫純，同上，下冊，頁 89-90。

21　張錫純，同上，上冊，頁 90-91。

22　張錫純，同上，下冊，頁 129。

23　張錫純，同上，上冊，頁 19-21。

SC

THE NATIONAL MEDICAL JOURNAL OF CHINA

AND THE TSINAN MEDICAL REVIEW

The "commonwealth" of science leads to modernity

第六章 ⌘

「科學共同體」通向現代

惲鐵樵著作《群經見智錄》、《傷寒論輯義》，張錫純出版《醫學衷中參西錄》，此時正值各門現代科學在中國扎根的初期。這時知識界對「科學」的嚮往很單純，渴求利用科學得到客觀實用的自然知識，更有不少人認為，科學是一切客觀知識的來源。地質學家丁文江說：「我相信不用科學方法所得的結論都不是知識。在知識界內，科學方法是萬能的。」[1]

1923 年令知識界轟動的「科學與玄學論戰」由丁文江與張君勱的辯論掀起，是五四新文化運動的高潮。丁文江是中國第一代科學家，張君勱則是從哲學與人文的立場抗辯。當這場論戰結束時，雙方陣營的結集文章成書出版，達 25 萬字。[2]

「科學」陣營擁護的是法國哲學家孔德（Auguste Comte, 1798-1857）的實證主義（positivism）。孔德實證主義哲學對五四時期胡適、丁文江等人有重要的影響。孔德將人類精神的發展概括為依次遞進的三個階段：神學階段（虛構的認識）、形而上學階段（抽象的思辨）及科學階段（實證的知識）。可靠的知識最終只能由實證科學方法獲取。[3] 這可說是一種「知識進化論」。

這場論戰的主題是「科學的人生觀」，本來並不涉中西醫的論爭。但依照丁文江等人的觀點，「科學」是萬能的知識來源；胡適也把自然科學視為最穩固的知識典範，贊同學術（歷史等學科）科學化。（筆者按：胡適晚年的看法是中國從宋代朱熹以下 800 年也有懷疑思想和佐證的學問。清代著重考據，是「三百年

的科學的書本學問」，見於胡氏在 1959 年在夏威夷東西哲學家會議發表的〈中國哲學裏的科學精神與方法〉。）「知識進化」、「人文學科學化」的潮流大勢如此，則中醫學也不能自外於「新文化」的衝擊。

科學共同體在中國的建立
A commonwealth of science took root in China

「科學」一詞大約是 1898 年戊戌政變之後才從日本傳入中國的。[4] 此之前，西方科學被稱為「格致學」。洋務運動時期，近代數學、植物學、地質學已有傳入，中國第一種科學技術期刊名為《格致匯編》。

嚴復譯介西學，推崇歸納法（Deductive method），說是「格致真術」。之後不久，嚴復便採用了「科學」的譯名。他深刻了解科學方法中實驗的力量，說 300 年來科學的發現，經得起時間考驗，極不可動搖，「非必理想之過於古人也，亦嚴於印證之故也。」[5]

1914 年，一批留美學生（主要是哈佛和康乃爾大學）趙元任、楊銓（杏佛）、任鴻雋、胡適等，在美國 Zthaca 城成立中國科學社，出版《科學》雜誌，楊銓主編。五四運動前夕，科學社的總部從美國遷回南京，後遷上海，迅即擴大活動規模，並在北京、廣州等地設分社。1919 年，中國科學社的成員已有科學家 604

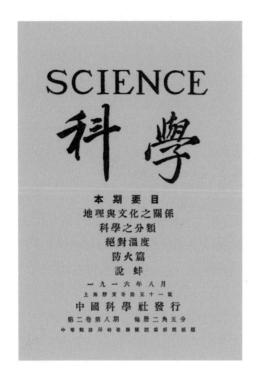

由一批留美學生成立的中國科學社標誌著科學家社群在中國的正式出現。圖為中國科學社出版的《科學》雜誌。

人，分別在十多門學科中工作，包括醫藥 32 人。[6]

隨著中國科學社等學會的成立，科學家社群正式在中國出現。這是近代學術體制的重要標誌。學會建立後，現代科學事業的推動就有了正式的學術社群來承擔。段治文指出，中國科學社是中國出現的第一個「科學共同體」。「共同體」的意思是：科學家社群共同的事業是生產科學知識，而知識是跨國的人類共享的財產。[7]

丁文江、任鴻雋都是中國第一代專業的科學家。中國科學家的學術社群至此初步成形，而梁啟超、嚴復等為了救國新民而引進西學的文人，其啟蒙者角色也逐漸被這些新興的專業科學家所取代。大多數第一、二代科學家默然從事學術耕耘，像余巖和丁文江那樣高調掀動論爭的醫家與科學家只是極少數。現代科學在中國土地生根，成為建制，這對傳統學術包括中醫學的實質影響，比意氣激昂的論爭更是深遠。

學會是科學社群的初步建制化；大學制度改革進一步令各門科學的傳授、研究、發展得以長期地專業化。[8] 傳統科舉考試既已被廢除（1905 年），新的教育學制遂在 1922 年建立，全盤採用美式「六、三、三、四」模式。中學和大學的科目，集中在專業的科學教育和研究，至於文史詩詞，主要是作為讀與寫的訓練工具。[9] 在現代教育體制裏，科學專業得以長期發展，比「學會」的建立是更具關鍵性的一大步。現代教學與科研，不單負責生產和傳承知識，「科學共同體」所傳承的，更根本來說是科學方法、思維模式和判準知識可信性的尺度。教育制度與課程改革之後，西方的近代知識與科學方法幾乎全盤取代了傳統的經史詞章為本的知識體系。中國的學術進入了「後經學時代」。

現代西醫學騰飛
Modern Western medicine took off

與自然科學一樣，西醫的學科建設也迅速在中國開展。[10] 其重要

的標誌有：

—1922 年，北平協和醫學院成立了中國實驗生物醫學會北平分會。

—1922 年，北平的中外解剖學家及有關學科專家成立了中國解
　剖學和人類學會。

—1920 年之後，廣州的公共衛生及預防疾病運動全面開展，廣
　州博濟醫院首設公共衛生科。[11]

—1933 年 10 月，上海雷氏德研究所召集病理工作者，成立中
　國病理學會。同年，黃曼歐主編《病理學總論》出版，是中
　國出版的第一部病理學參考書。

中華醫學會在 1915 年成立，是中國的第一個西醫學會。之後，
由中華醫學會分出中華生理學會、兒科學會等。中華醫學會自
1915 年 11 月出版《中華醫學雜誌》，至今不輟。中華醫學會的
前十屆會長都是留學英美的西醫，而第一、二任會長對中醫取
態慎重。至 1926 年，第六任會長劉瑞恒出任衛生部副部長，依
從余巖動議提倡廢止中醫。余巖並在 1934 至 1939 年主編《中
華醫學雜誌》，令中華醫學會一度介入中西醫在現實政治中的
鬥爭。[12]

西醫與科學家社群的興起，得力於現代科學與醫學研究在此時期

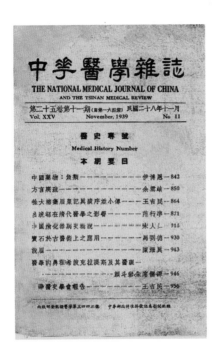

二十世紀二三十年代一度主張
廢止中醫的《中華醫學雜誌》，
創刊於 1915 年。

的加速發展。二十世紀的上半葉，西方現代各門生物科學與醫學
研究騰飛，在生理學、病理學、免疫學、遺傳學及生物化學，都
有重大的創建與突破。重要的是科學研究開始貼近臨床醫學，可
應用性很強。自然科學的研究與臨床醫學相結合，令「科學醫
學」（scientific medicine）真正發揮治療實效。幾個明顯的例子可
以說明在「科學醫學」的背後，實驗室的科學研究如何成為臨床
醫學的巨大動力：[13]

— 十九世紀末微生物學研究興起，至二十世紀二十年代，已能培養病毒研究，揭開傳染病學的新一章。

— 1900 年澳洲免疫學家 Landsteiner 研究紅細胞的抗原性，分為 A、B、AB、O 型，臨床輸血因而變得可行。

— 二十世紀二十年代 J.B.Murphy 研究出淋巴細胞在組織移植排斥現象的角色，啟導了日後的移植醫術。

— 在生理學，1902 年發現胃酸刺激胰臟分泌消化酵素的機理。

— 在生物化學，1922 年 F. Banting 與 C.H.Best 析解出胰島素，令糖尿病的治療獲得突破。

— 有機化學崛興，人類性激素的分子結構在 1923 至 1936 年開始進行研究，至 1938 年化學家已能人工合成雌激素 Stilboesterol，預告了避孕藥紀元的誕生。

在二十世紀上半葉，西方醫學的新發明可能超越了之前兩個世紀的總和。相關的科學研究飛快加速，背後的力量固然是智性的科學方法和實驗精神，同樣重要的是學科建設。在二十世紀，美國醫學得益於她的科學研究的猛進，漸漸取代歐洲醫學成為科學醫學的先鋒與領袖。W.B. Cannon（1871-1945）倡導把病理學知識與臨床診治觀察作相關對照（clinical-pathological correlation）。

二十世紀初，Richard Cabot（1868-1939）在 Massachusetts General Hospital 創立了 Clinical-Pathological Conference（CPC）的研討格式，至今仍是西醫的學術範式。[14]

相形之下，中醫學知識的發展速度遲緩，常是陷於在對傳統固有學說的自辯甚或自說自話當中。更糟的是，中醫界忙於為存亡問題紛爭奔走，似乎並不真正察覺西醫學與相關的學科在中國建樹了全新的學術天地。

中醫的學術建設滯後
A sluggish academic development for Chinese medicine

然而，中醫的學術社群在二十世紀初也不是沒有建設的。中醫比西醫更早成立多個醫學會，但力量分散而未能團結專注。周雪樵在 1905 年成立中國醫學會，1907 年改組擴大，成為中醫互通聲氣的媒體。改組後，上海名醫蔡小香任會長，副會長是丁福保。[15]

丁福保（1874-1952）是一位頗為獨特的人物。他早年因患病而買醫書自學，因而通中醫，後來跟從江南製造局趙元益從事翻譯工作，開始接觸西醫學。1901 年丁氏入東吳大學學習，1903 年到京師大學堂講授生理衛生學。1909 年，清政府在各地舉行醫士特考，丁福保考獲第一名，同年被委任為醫學專員，往日本考察。回國後在上海翻譯醫書和行醫，成為清末民初介紹西醫知識最有力的人。[16]

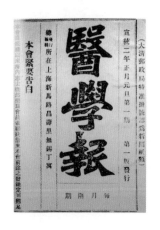
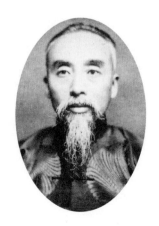

左｜《醫學報》早於 1904 年創刊，由蔡小香等任編輯，至 1910 年停刊，故未能為中醫的學術發展發揮更大的影響。

右｜丁福保是晚清介紹西醫知識最有力的人，曾被委任為醫學專員前往日本考察，回國後翻譯與出版西醫書共 68 種。

由丁福保翻譯與出版的西醫書共 68 種，這幾乎是清代所有傳教士譯著的醫書數量的總和。[17] 他一生中行醫時間不多，但對中西醫學界交流扮演活躍角色。[18] 他聯合了上海一些開明的中西醫，成立了中西醫藥研究會，這是中國第一次有中西醫合組學社交流。[19]

中國醫學會在 1907 年改組後僅兩年即告分裂，原因是蔡小香與丁福保對如何改良中醫及如何評價中西醫觀點各異，結果因《醫學報》的編輯人事紛爭而決裂，丁福保一派退會，中國醫學會亦

在辛亥革命之前消失。丁福保的主張是徹底改革中醫,在《內科學舉要序》中他說:「吾國舊時醫籍,大都言陰陽氣化,五行五味生克之理,迷亂恍惚,如蜃樓海市,不可測繪……越入越深,而越不可出。」[20]

他直言五行學說越入越深,對中醫的改良無益。他痛切地說:「西人東漸,侵及醫林,是四千年以來未有之奇變。而此時坊間之醫,捧住通行陋本和幾首藥方歌訣,不知他人之長,猶如酣睡的豬羊睡在薪火之上,不數十年,醫界國粹,亦不復保存矣,寧不悲歟?」[21]

這是從關切中醫學出發,與余巖之攻擊中醫五行學說不同,思路似梁啟超等。這可能是中國近代第一次有中醫家真切覺察到:以現代科學知識的高速發展與中醫現狀的反差之巨,中醫學的存亡危機是內在的學術問題,並不只是由於政治上受壓迫而已。

然而,在此時期像丁福保這種對西方科學態勢有真切認知的論者不多,一般的「科學化」爭論大多流於籠統,並無開拓新局面的意義。

「中醫科學化」的爭論在二十世紀有近似周期性的起落,每隔一段時期又熱烈爭論一回,甚至在中華人民共和國建國後仍不消失。國家衛生部賀誠、王斌等曾嘗試推行「中醫科學化」的政策,並在 1951 至 1952 年頒佈規定:中醫執業者必須重新學習解

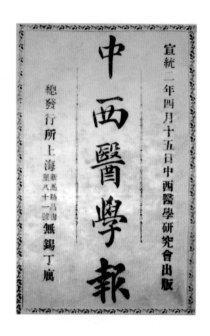

丁福保曾主辦 1910 年在上海創刊的
《中西醫學報》，並聯合開明的中西
醫，成立研究社，在中西醫學界交流
有活躍角色。

剖、生理、病理、藥理、細菌學等課程，通過考試，才可行醫。這
背後的思路，與日本明治維新時期通過規定強制改造漢醫的思路相
同，連考試的科目範圍也幾乎一樣。[22] 中醫是否只「有技術而無科
學」，引起又是一場大爭論。王斌等的政策建議最後被撤回。

二十世紀，現代科學的共同體在中國成形，傳統的中醫學始終不
能不探索怎樣才能與現代科學知識接軌。這不是政治鬥爭的問
題，也不是政府政策是否保護中醫的問題。真正要解決的問題
是：中醫學要不要融入現代科學的共同體，成為它的一分子？
「中醫科學化」是否出路？不「科學化」，出路又是甚麼？

註

1   段治文《中國現代科學文化的興起 1919-1936》，頁 166。

2   郭穎頤著、雷頤譯《中國現代思想中的唯科學主義（1900-1950）》，頁 109。

3   楊國榮《科學主義：演進與超越》，第四、第八章。

4   段治文《中國現代科學文化的興起 1919-1936》，頁 61。

5   段治文，同上，頁 52-53。

6   段治文，同上，頁 29-30。

7   段治文，同上，頁 29-30。

8   段治文，同上，頁 168。

9   段治文，同上，頁 161。

10 網上《中國醫學通史簡編》近代卷西醫篇 3 章，http://www.cintcm. com/lanmu/zhongyi_lishi/jindaijuan/xiyi/mulu/mulu.htm。（編者按：此網頁已失效。）

11 網上《中國醫學通史簡編》近代卷中醫篇 1 章 1 節。

12 趙洪鈞《近代中西醫論爭史》，頁 97。

13 參見 Bynum W. F. & Porter R. (ed.), *Companion Encyclopaedia of the History of Medicine,* Chapters 7-10; 馮顯威、劉進榮、安豐生、樊嘉祿《人文社會醫學導論》，第三章。

14 Maulitz R.C., "The Pathological Tradition", in Bynum W. F. & Porter R. (ed.), *Companion Encyclopaedia of the History of Medicine,* p. 187

15 趙洪鈞《近代中西醫論爭史》，頁 79-80。

16 熊月之《西學東漸與晚清社會》，頁 646；趙洪鈞《近代中西醫論爭史》，頁 83。

17 熊月之，同上，頁 646。

18 李經緯《西學東漸與中國近代醫學思潮》，頁 142。

19 任免之〈現代中醫史拾遺〉，《大大月報》卷 11，1975 年 9 月，頁 63。

20 陳邦賢《中國醫學史》，頁 259。

21 陳邦賢，同上，頁 257。

22 李致重〈中醫學必將走出悖論的困擾〉，載「導航中醫藥」網站文章，http://www.gtcm.info/forum.php?mod=viewthread&tid=24627。

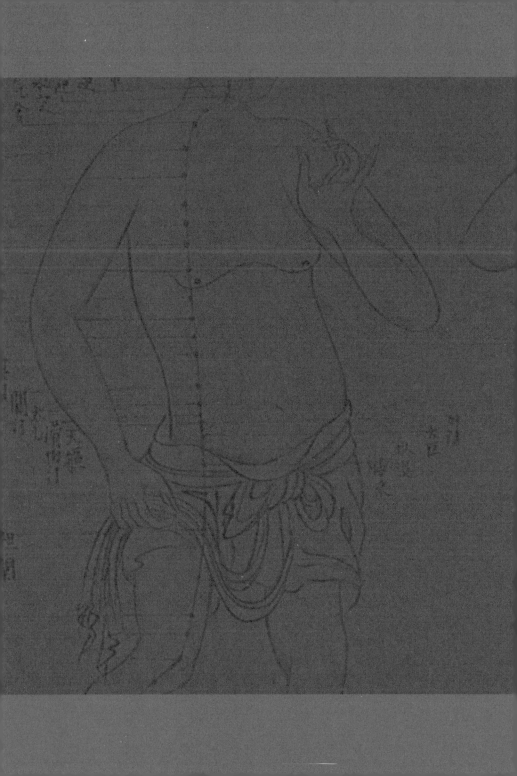

醫學篇

MEDICINE

第七章 ❁ 五行學說——中醫學的基石？

在以下四章，我們要暫別二十世紀初那一段中西醫的衝突歷史，跨入中醫學的門檻，看看其中一些主題如何通往現代。

「五行學說」是探討中醫學的第一道必經的門檻。中醫常以「五行學說」作為理論的基石，而余巖也因此以為攻破五行學說與臟腑經絡學說，就可成功地砸爛中醫學的基石。然而，這種想法是不成立的，例如擊破五行學說，並不會令李時珍的《本草綱目》失去臨床價值；駁倒經絡學說，也不能否定針灸的療效。

余巖卻也敲中了中醫學最敏感脆弱的骨節眼。在中醫學說之中，「五行」是最難與現代醫學接軌的。

試探「五行」的認知圖式
"Five Phases" as a conceptual scheme

從戰國到秦漢時期，五行學說廣泛應用在醫學、自然、天文、人文以至政治的觀察。以《黃帝內經》為例，它的內容已不限於人體生理學和醫學，也揉合了古代數學和天文曆法。五行的方位觀念最初源自《洛書》，這是古代數學的九宮方陣（matrix）圖式。在這個方陣中，無論是橫、直、對角，三個數之和都是十五，被視為神秘的數學。[1]

四	九	二
三	五	七
八	一	六

以此配對方位和五行（在中國古代圖像，北方在下南方在上），
成為：

南（火）

四	九	二
三	五 中（土）	七
八	一	六

東（木）　　　　　　　　　　　　西（金）

北（水）

五行學說的核心思想有兩個：一是萬事萬物依類的相配與對應；
二是「木、火、土、金、水」五行循環的相生相克關係。

先看相配和對應。依照《素問》裏面〈陰陽應象大論〉和〈金匱真言論〉等篇章的描述，五臟可以依五行歸類，與人體局部、五官孔竅、體液、情緒、言行表現，配對為功能相連的關係。而且，由於人與自然可以互相感應，自然界的現象也是依類對應的。這些對應可表列如下：[2]

在人體									
五行	五臟	五腑	形體	在竅	其華在	在液	在志	在聲	在動
木	肝	膽	筋	目	爪	淚	怒	呼	握
火	心	小腸	脈	舌	面	汗	喜	笑	擾
土	脾	胃	肉	口	唇	涎	思	歌	噦
金	肺	大腸	皮	鼻	毛	涕	憂	哭	咳
水	腎	膀胱	骨	耳	髮	唾	恐	呻	慄

在自然界							
五行	方位	季節	五氣	生化	五味	五臭	五色	五音
木	東	春	風	生	酸	臊	青	角
火	南	夏	暑	長	苦	焦	赤	徵
土	中	長夏	濕	化	甘	香	黃	宮
金	西	秋	燥	收	辛	腥	白	商
水	北	冬	寒	藏	鹹	腐	黑	羽

毋庸諱言，萬事萬物皆分為五類，一一配對，有不少牽強與犯駁之處。從懷疑的角度看，西醫要問：何須勉強分為五類？季節為何不是四季？顏色的分類，依現代光學，只有三原色，「青赤黃白黑」有甚麼根據？現今的中醫學課程，依然要求學生背誦這些

五行配對，有甚麼意義？

在 1920 年前後，已有人爭論五行學說的廢存問題。一種有趣的質疑是：現代化學的周期表（periodic table），列舉原質（elements, 即元素）有 80 種（筆者按：現代已發現 118 種），「五行」何不更改為「八十行」？[3]

五行學說的「木、火、土、金、水」並非五種物質元素，這與古代希臘醫學「火、水、土、空氣」四元素說是不同的。「行」是動態的，五行生克是描述動態關係的理論。[4] 中國陰陽五行哲學與中醫學的關注，不是客觀實質，而是事物之間的關係。五行相應配對的圖表，其實是一種方便認知聯想的心理圖式（mental scheme）。

在中醫學裏面，把五臟與人體外表徵象和自然現象相配，相配著眼點也不是物質本身，而是性質與功能。

五行的經典根據，包括《尚書‧周書‧洪範》：「五行，一曰水，二曰火，三曰木，四曰金，五曰土。水曰潤下，火曰炎上，木曰曲直，金曰從革，土爰稼穡。」其中，「水潤下，火炎上」這一類觀察，啟發了中醫學的生理、病理觀念。土爰稼穡，主養穀物，更可直接比擬中醫學中「脾」主理營養的功能。物質特性被抽象化，依觀察聯想類比，這是中醫學的五行思維方式。

《素問‧陰陽應大象》：「東方生風，風生木，木生酸，酸生肝……南方生暑，暑生火，火生苦，苦生心……中央生濕，濕生土，土生甘，甘生脾……西方生燥，燥生金，金生辛，辛生肺……北方生寒，寒生水，水生鹹，鹹生腎……。」這是位於中國中原地區對氣候的觀察，結合五臟和五味對應，初步描述出五行的系統配對的思維方式。腎配以鹹味（食物）與水、脾（主消化營養）配以甘味，而以土壤養份為象徵，都是很自然的，也不無洞見。

由此，「肝木」、「心火」、「脾土」、「肺金」、「腎水」，成為中醫學的五臟功能概念。古代醫家依此建立功能模型，成為理解生理、病理現象的簡捷的心理圖式，在臨床上為紛繁的現象建立有用的、方便捷思的啟發式思維（heuristic）。

在中醫學裏，五行配對也並非絕對的。例如腎屬水，但「命門相火」的概念卻與腎臟的腎陽功能相關；肺屬金，但肺有重要的「通調水道」的功能。

「五行」的循環生克
A cyclical mesh of enhancing and suppressing effects

在中醫學中，上述的概念「配對」是五行學說的第一個核心；第二個核心是「木、火、土、金、水」循環相生相克的關係。

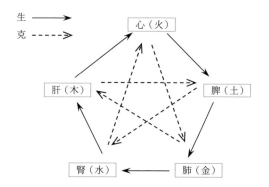

生：促進、資生。
克：制約、抑制。

「生」與「克」是關係正常時的作用；通過促進與抑制作用維持動態的平衡。

圖一

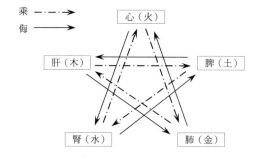

乘：是病態的過度的抑制。次序與「克」相同。

侮：又稱「反侮」，次序與「克」相反。原本是約制者的一行，因過度虛弱，反過來受欺侮。

「乘」與「侮」都是病態的。

圖二

五行學說不單把事物分類作配對，藉此形象化地類比聯想。更重要的是，它提供了一種圖式，去認知與描述人體的動態平衡。五行的循環圖式與五邊形的幾何特性是有內在關係的。在各種多邊形中，只有五邊形內部可以連結出循環不斷的星狀關係（見圖一、圖二）。其他多邊形不容易展示循環不斷的動態，例如三角形與正方形不能在內部畫出多重的循環圖狀；六邊形內部會畫出兩個互不相連的三角形；八邊形內部則只能畫出四方形。七邊形不能整除圓形的 360°。要以簡馭繁地設計循環的平衡圖象和多角的生克關係圖式，五邊形不但是最方便的選擇，可能也是唯一的選擇。

在圖一，相鄰兩臟是「母、子」相生的關係（如「木生火」），相隔一臟則是「克」的關係（如「土克水」）。「克」是正常的節制。在病態時（圖二），可能出現過度克制，稱為「乘」（乘虛而入之意），也可能有不正常的反方向抑制，稱為「侮」（反方向欺侮）。

近代醫家說五行
Recent Chinese medicine perspectives

以上的概述試圖以淺白易明的方式介紹五行學說。1980 年前後，中醫學界興起一股思潮，卻是把五行學說提升到一個繁複的（sophisticated）新高度。這便是前面已提及過的系統論（system theory）和控制論（cybernetics）觀點。

依任應秋說，這是哲學學者劉長林在旁聽了他講《內經》中醫學的課程之後，在 1978 至 1980 年間首先提出的。[5]

劉長林不是中醫。在中醫之中，以系統論和控制論理解中醫學的文章中，祝世訥〈中醫學的系統方法〉與孟慶雲〈祖國醫學辨證施治中的控制藝術〉兩篇文章可作範例。後來的論述很少能超過它們的範圍與水平。

孟慶雲以生動的臨床例子說明中醫學與控制論是怎樣相通的，生物周期控制、反饋調節、最優控制、模糊控制等原理，在中醫學都有原理相近的例子。例如在《傷寒論》陽明病，診斷懷疑是「燥糞」（便結阻塞）但不能確定時，先以小承氣湯試治，如病人有初步反應「轉矢氣」（flatus），才進一步用較強的大承氣湯。這是反饋調節方法（feedback）。《素問‧天元紀大論》也有相近的思路：「五行之治，各有太過（excess）不及（deficiency）也。故其治也，有餘而往，不足隨之；不足而往，有餘從之。」[6]

祝世訥則以系統論說明中醫學的特點：[7]

1. 「整體觀」指導下的全身調節：認為可與現代醫學的穩態學說（homeostasis theory）、應激學說（stress-response theory）、免疫學說（immunology）相通。特別強調疾病的「全身性」是它們的共通處。

2.「聯繫觀」指導下的矛盾調節：把人體理解為宇宙自然大系統中的一個子系統，扶正祛邪、調整陰陽。中醫學的「八綱辨證」、「臟腑辨證」等診斷方法，都強調各要素（臟與臟、臟與象等）間的相互關係調節。

3.「動態觀」指導下的自我調節：視人體為動態的開放系統。中醫學防治疾病，多從增強人體的自我調節能力入手，例如健脾益氣、滋腎瀉火等治則。

祝世訥、孟慶雲等學者的思路，都是宏觀地、整體地以「大理論」（系統論、控制論等）從最根本處試圖為五行學說建立現代的可信性。

另一種以現代科學支持中醫陰陽五行學說的思路，則是微觀的。這些學者以現代生理學和生物化學知識印證《內經》的學說。陳華的《中醫的科學原理》、香港中文大學梁頌名、榮向路、江潤祥著作的《中醫臟腑概說》是良好的示範。他們在現代生物科學世界努力擷取豐富的素材，努力印證中醫的陰陽五行學說。

這些努力不無啟發性，例如說，現代生理學發現，腎臟的功能不單是排泄，也參與鈣質吸收和代謝（通過對維生素 D3 的活化功能），而鈣質吸收與維生素 D3 對骨骼代謝至為重要。這可以為中醫學「腎主骨」的配對提供現代解釋。[8]

然而，在微觀世界印證陰陽五行學，卻有兩個陷阱：一是太過容易寬鬆地聯想類比和自我合理化。生物化學的世界包羅萬有，裏邊有近乎無窮的微觀素材可供借取，要刻意尋找選用近似中醫學說的地方，總會言之成理。在某些地方，古人認識上有明顯錯誤，例如說「膽主決斷」，但仍然可以用現代知識素材勉為其難作解釋。[9]

另一個陷阱是，為追求完備，無所不包，過度把五行為本的中醫學完美化。曹培琳《陰陽五行運氣八卦及其在中醫學中的應用》第二、三章以近 100 頁的篇幅，網羅所有五臟生理和病理，五行生克乘侮關係，建構成精密完美的現代臨床上五行的應用系統。理論太精密圓滿時，五行學說反而失卻了本來的簡捷、靈活面貌。其初，五行學說是要以簡馭繁，現在卻成為複雜的體系。

廢棄「五行」的觀點
Will the theory of "Five Phases" be abandoned

雖然各方學者竭力為五行學說謀求現代科學的支撐，但在二十世紀初掀起的五行學說存廢問題，爭論至今仍未消失。1997 年出版的《中國醫學百科全書‧中醫學》這樣說：「（八十年代至九十年代初的）圍繞對五行學說的評價及存廢所展開的爭論，仍在繼續進行。」[10]

馬伯英（1943- ）是上海醫科大學醫史教研室的創建者，攻醫學

史之前從事中西醫臨床工作，曾在劍橋大學與李約瑟（Joseph Needham, 1900-1995）合作研究多年。他的《中國醫學文化史》以現代眼光立論，多見創發。在此書末章，他評析「中醫文化的本質和前途」，有這段嚴厲的話：

「陰陽五行理論不能兩千年不變，今後再不變兩千年。應當促使這種危機（筆者按：指廢除的危機）的到來。歷史上曾經有過，例如王清任、徐大椿、吳又可，他們這樣的人物多一些，中醫的革命性飛躍就會到來。」[11]

鄧鐵濤、侯占元在八十年代初期曾倡導建設「中醫基礎理論」的現代新學科，包括中醫臟象學、中醫病因病機學等。[12] 在《中醫問題研究》書中，侯占元批評傳統的五行類比思維：

「（以）哲學的一般性原理替代醫學問題的解釋，如用精氣的升降出入、陰陽的對立互根、消長轉化、五行的類比取象、生克乘侮來說明人體生命過程和疾病發生……從表面上看，似乎具有很強的生命力，可以解釋臨床種種現象，容納不斷出現的新問題，然而，『能夠回答一切的方程式（其實）甚麼也回答不了』。」[13]

鄧鐵濤（1916-2019）是廣東名中醫，以治內科多系統疾病和疑難雜症知名，晚年著述近代中醫史。他曾引述一位天文學家痛切地說：「如果不『保守』，中醫早就完蛋了！」[14]，他兼具史家與

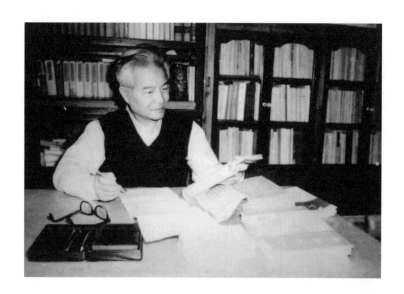

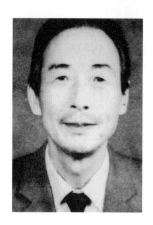

上｜鄧鐵濤兼具史家與醫家眼光，關注傳統
的傳承，但期望中醫學開放地發展，主張五行
學說應該正名為「五臟相關學說」。照片攝於
1981 年。

下｜侯占元在八十年代倡設現代的中醫基礎理
論新學科。他曾批評傳統的五行思維有太大的
彈性，看似解釋一切，但回答不了確切的問題。

醫家眼光，沒有誰比他更關注傳統中醫學的保存。但他 1988 年在《廣州中醫學院學報》發表文章，也明確提出：中醫的五行學說並不停留在《內經》時代，它是發展的，生克制化規律在今天已是「名實不符」，因而主張，五行學說應該正名為「五臟相關學說」。[15]

為甚麼要主張把五行學說正名為「五臟相關學說」？試舉一例說明。張仲景《金匱要略》有一段話常被引用作為說明五臟相關：「見肝之病，知肝傳脾，當先實脾。」肝症病人常有脾臟的併發症（營養不良、消化吸收失調等），故此治肝病時，宜預早調理脾臟。在五行順序中，肝對脾有「克」的節制關係；在病變時，肝「乘」脾，出現過度的欺壓。依五行語言，這是所謂「木乘土」。表面看來，五行學說好像以「木乘土」解釋了為甚麼肝病會傳於脾，但其實它只是用另一套符號把「肝病傳脾」再說一遍，並不是更深一層或更真實的病理解釋。以五行語言說「木乘土」，不如直接說「肝乘脾」；治則是「疏肝健脾」，這比「抑木扶土」更清楚明白。

中醫「治未病」的思想，在《內經》只是一般性的概念；張仲景「見肝之病，知肝傳脾，當先實脾」卻是依具體的臨床心得對病情的併發預見，早為之計。這是以銳利臨床眼光發展了《素問》「聖人不治已病而治未病」的原則。[16] 其實，西醫臨床也有相類似的治則，預見病情下一步可能出現的併發症，先作保護或戒備措施（prophylaxis）。有價值的臨床心得，不須以五行語言包

裝。鄧鐵濤主張五行學說應該正名為「五臟相關學說」，是有深意的，即脫除了「五行」語言的框框，反而更容易說清楚中醫學的臟腑理論。

事實上，中醫學著作現今已經少談五行，多講臟腑。這並非換個包裝的文字遊戲而已。研究內臟病理要依據臨床觀察；而五行的圓滿理論卻是思辨的產物，不受驗證也不會被實際經驗修訂（不可能有「六行」、「七行」）。前者是歸納，後者多是演繹。學者梁茂新計算過，遵照五行圖式所列，兩臟的生克乘侮關係（例如「肝木乘土」）可以衍生 30 個「證」。但臨床實際上重要的兩臟病理互傳的「證」只有 11 種。表面看，五行的循環圖式有指導與解釋病理的意義，實則不然。「生克」、「乘侮」四種關係包羅了任何兩臟之間所有邏輯上可能的組合。無論是哪兩臟，無論是相鄰或相隔，生理或病理，一定可以在「母子」或「乘侮」兩圖的其中之一找到「理論根據」。難怪侯占元批判五行學說時，特別指出「能夠回答一切的方程式（其實）甚麼也回答不了」。

五行學說的圓滿性只是基於理想構思。客觀上，五臟病理傳變的「證」型並不圓滿工整。正因為不圓滿工整，反而可信。[17]

註

1　洪敦耕《醫易入門》，頁 34-37。

2　參考吳敦序主編《中醫基礎理論》，頁 24；吳翰香編著《內經基礎理論的讀書隨筆》，頁 22。

3　趙洪鈞《近代中西醫論爭史》，頁 206，引自惲鐵樵《群經見智錄》。

4　Unschuld P. U., *Chinese Medicine*, p. 16

5　劉長林《內經的哲學和中醫學的方法》，任應秋序，頁 vii。

6　祝世訥編《中醫學方法論研究》，頁 113-126。

7　祝世訥編，同上，頁 98-112。

8　梁頌名、榮向路、江潤祥《中醫臟腑概說》，頁 84。

9　梁頌名、榮向路、江潤祥，同上，頁 94-96。

10　《中醫學》編輯委員會編《中國醫學百科全書・中醫學（上）》，頁 279。

11　馬伯英《中國醫學文化史》，頁 845。

12　侯占元主編《中醫問題研究》，頁 42。

13　侯占元主編，同上，頁 33。

14　鄧鐵濤《鄧鐵濤醫集》，頁 197。

15　鄧鐵濤，同上，頁 193-195。

16　《素問・四氣調神大論》。

17　梁茂新《中醫「證」研究的困惑與對策》，頁 203。

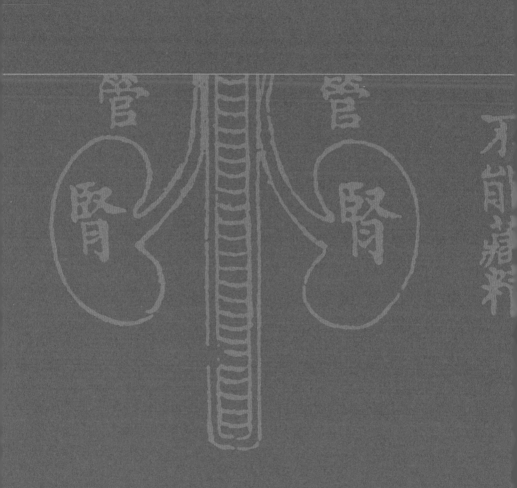

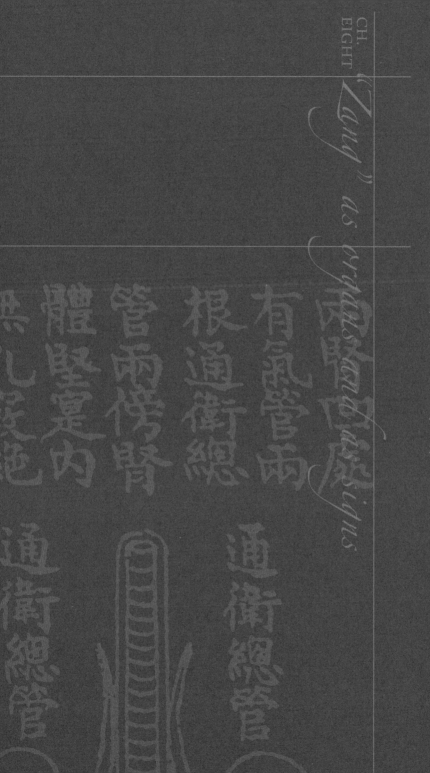

第八章 ⌘ 從臟器到臟象

在臨床醫學中，中醫的臟腑理論比五行學說具有更廣泛的重要性。五行學說難以通往現代，故此鄧鐵濤主張把五行學說正名為「五臟相關學說」。但即使以「五臟相關學說」取代「五行學說」，仍未解決中醫「臟腑」與現代解剖學不符這個問題。「病不因人分黑白，豈能臟腑有中西」，要西醫接受中醫臟腑理論，這是一道障礙。

現今常見的解決提法是：中醫的「五臟六腑」並不等同西醫解剖學的臟器（internal organs）。中醫學的「心」不只是西醫的「心臟」；「肝」也不同西醫的「肝臟」；「脾」更完全與西醫的「脾臟」無關。中醫的「臟腑」是功能性的概念。

實物的臟腑
"Zang" as real organs

在醫學史上，中醫臟腑本來也是基於實物解剖的。《靈樞・經水》篇：「若夫八尺之士，皮肉在此，外可度量切循而得之，其死可解剖而視之，其臟之堅脆，腑之大小，穀之多少，脈之長短，血之清濁……皆有大數。」清清楚楚地說明臟腑並非抽象的功能概念。《靈樞・腸胃》篇與《難經》更詳細地列出消化道、心、肺等的大小長短和重量。《靈樞・腸胃》篇：「咽門（食道）重十兩，廣一寸半，至胃長一尺六寸。胃紆曲屈，伸之，長二尺六寸，大一尺五寸，大容三斗五升……腸胃所入至所出，長六丈四寸四分，迴曲環反，三十二曲也。」《難經・四十二難》列出

腸胃長短和臟腑重量。依這些數字可計算出，心與肺重量的比例為 1:4.25，與現代解剖學的 1:4.33 很接近。[1]

傳統中醫學的臟腑分類是這樣的：

— 五臟：心、肺、脾、肝、腎。這些是實心的內臟器官（solid organs），功能主要是化生和貯藏精氣，而無受盛和傳化功能。《內經》的說法是「藏而不瀉」。

— 六腑：胃、小腸、大腸、膀胱、膽五腑是空心的內臟器官（hollow organs），另加三焦，合稱六腑。「三焦」在五臟六腑中是特異的，稱為「外腑」。六腑的功能主要是盛受和傳送轉化食物，不主管貯藏。《內經》的說法是「瀉而不藏」。膽的功能與腸胃膀胱不同，也有貯藏功能，故亦列入「奇恒之腑」。

—「奇恒之腑」：腦、髓、骨、脈、女子胞（子宮）、膽。這些是內有空心的器官，卻不負責水穀或瀉泄，反而是貯藏精氣，形態似腑而功能似臟，因而另分類，稱為奇恒之腑。「奇恒」，是異於尋常（extraordinary）的意思。

這些分類大都基於對實體觀察，不是憑空想像的。如果是從想像出發，不如設計成五臟五腑，略去「三焦」，五行配對就更「圓滿」了。

雖是始於實物觀察，但臟腑的概念不斷擴充發展，抽象化，理論化，新舊的意涵交疊，虛實不分，因而逐漸脫離了實質的內臟器官的本義。「三焦」是一個最先被抽象化的臟腑。「三焦」本來是甚麼實物？梁頌名等列舉現代對三焦解剖的七種說法而不作定論。[2] 各種說法當中，廖育群的「油膜網膜說」比較可信。「油膜」（omentum）是腹腔與盆腔內包裹各內臟的脂肪膜，內亦包含淋巴結與管道。「腸網膜」（mesentery）是把小腸繫定腹腔的薄脂膜。《靈樞・本輸》篇說三焦是「中瀆之腑」，「是六腑之所與合者」。《靈樞・根結》篇說「瀆者，皮肉宛膲而弱也」。廖育群從《淮南子》註解中說明「膲」是「肉不滿」，這是似肉而不滿實的組織。同時，「油膜」可以被肉眼觀察到它包裹著和連繫著腸胃膀胱等器官，也符合「是六腑之所與合」的描述。[3]

《難經》是最先把「三焦」抽象化的。第四十一難列舉的器官有心、肺、脾、肝、腎五臟，以及胃、小腸、大腸、膀胱、膽五腑，沒有三焦。《難經》第二十五難說三焦「有名而無形」。這是第一次把器官抽象化。《內經》本來說「上焦出於胃上口……貫膈而佈胸中」，「中焦亦並胃中，出上焦之後」，「下焦者，別回腸，注於膀胱而滲入焉」。[4] 分明是指實物內臟（狀似「腸網膜」）。後世醫家卻繼續從抽象化的「三焦」衍生出更多新理論，以致一詞多義，這裏不花篇幅述說了。

除三焦之外，把其餘的「五臟五腑」也說成是「非實物解剖上的臟器」，卻是近、現代的發展。其中，「五臟」的功能概念尤其

脫離實物概念不斷擴充。但是,「五腑」(胃、小腸、大腸、膀胱、膽)並沒有嚴重抽象化,中西醫對這些器官的認知分歧不大。此外,中醫的腦、骨、女子胞(子宮)在解剖上亦與西醫學相同。

「非血肉的五臟」
"Five zang organs are not really blood and flesh"

最少在二十世紀前,並沒有人明確地說中醫的五臟不是具體的解剖器官。當時傳教醫生合信在 1851 年出版《全體新論》,以及羅定昌、唐宗海等中醫家曾著書回應,然而均無人提出中醫五臟非實物。王清任的《醫林改錯》說:「治病不明臟腑,何異於盲子夜行?」更主張可依現代解剖新知識修正中醫的臟腑。他的主張固然也有人反對,但正反意見中都沒有「五臟不是解剖上的器官」的提法。朱沛文《華洋臟象約纂》提出匯通中西醫學可以「形從洋」、「理從華」(見第三章),即是承認中醫學對臟腑結構與形態的認知不及西醫,他也不曾說中醫五臟不是實物。

本書第五章曾提及,「《內經》之五臟非血肉的五臟」,是醫家惲鐵樵首先提出的。[5] 這是新的理解,它開了一道全新的大門,讓後來者可以彈性地容納更多醫學知識。

雖不是實物器官,五臟總不像「五行」那樣,只是一套符號。

五臟「實質上」到底是甚麼？在二十世紀五六十年代，這個課題已成為熱門的研究焦點。以「腎的實質研究」為啟端，中醫研究掀起了為五臟學說尋找生物化學的「實質基礎」的熱潮。數十年實驗研究的主要成果如下：[6]

— 心：對「心氣虛」作實質研究，從血液流變學（rheology）、血漿 cAMP（環核苷酸）含量，心肌圖等方面進行對比研究，顯示心氣虛患者淋巴細胞內 cAMP 含量提高，是細胞免疫功能低下的機理之一。

— 肝：對肝陽上亢所致肝病的研究，選用神經系統、內分泌、血管緊張素（angiotensin）、分子生物學、血液流變等 40 項實驗指標研究，認為其生理病理基礎是外周交感—腎上腺髓質（sympathetic-adrenal medulla）功能偏亢。揭示肝與神經系統（植物神經）、「神經—體液」調節素有密切關係。

— 脾：研究結果顯示微量元素鋅、銅是脾功能的物質基礎；在脾虛失運（脾主運化）、脾主肌肉模型中，酶分泌下降，活性降低；揭示脾與植物神經（autonomic nervous system）、垂體—腎上腺皮質（pituitary-adrenal cortex）、免疫、消化系統及三大物質代謝有關。

— 腎：腎與神經、內分泌、免疫有密切聯繫，「腎陽虛」證具有下丘腦—垂體—腎上腺軸（hypothalamic-pituitary-adrenal axis）

紊亂的特徵。

— 肺：肺氣虛患者微循環（microcirculation）血液流變量值及微
　　血管傳值有改變，說明肺氣是調節微循環物質之一。

這些研究背後有大量學者的心力，但「實質研究」是否中西醫溝
通匯合的康莊大道，近年重新受到質疑。將中醫的心肝脾肺腎等
同於西醫的某些器官系統，心被等同心臟，脾是消化系統的器
官，命門是腎臟或腎上腺皮質等，是合理的研究思路嗎？尋找到
「實質基礎」，慶祝成果之後，傳統的臟腑概念是否便從此讓位，
歸入歷史？未能尋找到實質基礎的中醫學說部分，是否應被刪
除？

張其成認為，不必勉強把中西醫學概念直接對等。中醫界應該敢
於承認，「中醫並不是嚴格意義上的科學，即不是現代自然科學
意義上的科學，因為它不能用數學描述，不能通過實驗室檢驗。
這是客觀事實，沒必要遮遮掩掩。但是，我們也應該看到中醫是
一種寬泛意義上的科學，是一種模型論科學」。[7]

香港浸會大學楊維益提出相近的觀點。他回頭看那一段研究時
期，覺得「當時很多人，包括我在內，都認為這是發展中醫的唯
一途徑，對這研究工作進行了盲目的跟隨」。楊維益說：「這種
為中醫五臟尋找完全相對應的化學實質根據的研究方向，很可能
是冤枉路。」中醫的五臟學說是以「宏觀、功能」為特點，不必

捨棄自己所長，勉強尋找「實質」。[8]

臟象學說的新建與溯源
A new theory of "zang symbols" and its classical ancient roots

中醫臟腑理論中，最重要的臨床部分，稱為「臟象學說」。很多中醫家則寧可稱之為「藏象學說」。「藏象」比「臟象」古雅和富哲學意味。楊扶國、齊南《中醫藏象與臨床》緒論說「藏象學說歷經千載而不衰」。[9] 在《中國醫學百科全書・中醫學》「藏象學說」一條，編者說：「藏象學說在《黃帝內經》中已基本形成一個較完整的理論體系。」[10]

但是王洪圖卻指出「藏象學說」是「近年內經學界經反覆論證才統一認識定義的」。[11] 現今的「中醫藏象學」作為學科，應是在八十年代鄧鐵濤、侯占元等倡設中醫基礎理論學科才成形的。[12]

說藏象學說「古已有之」的學者必定會引述《素問・六節藏象論》這一段作為佐證：

「帝曰：藏象何如？岐伯曰：心者，生之本，神之變也；其華在面，其充在血脈，為陽中之太陽，通於夏氣。肺者……」

奇怪的是，「藏象」二字在《內經》竟然只出現這一次。如果「藏象學說」在《內經》已經形成「較完整的理論體系」，不可能只

有一次提到「藏象」的。[13] 顯然「藏象」在《內經》並未構成「理論體系」。《內經》的方法，是以樸素的生理觀察，加上簡捷的陰陽五行思維模式，推想內在的關聯。

「藏」字有兩個含義，一是「臟」的古字（先秦時代無「臟」字）；二是「匿藏」的意思。解釋為「匿藏」、「隱藏」，可以增添哲學意味，卻可能脫離了《內經》本義。《素問·六節藏象論》：「帝曰：藏象何如？岐伯曰：心者……其華在面，其充在血脈；肺者……其華在毛，其充在皮；腎者……其華在髮，其充在骨……」在這一段中，黃帝問的是「五臟的表現為何」，岐伯以「心者……肺者……」這種格式逐一解說，是描述臟腑與外部表現的關係，甚為平實。

《內經》描述的「藏象」是樸素的，它提示一種「通過觀察表象去理解體內變化」的方法。《素問·陰陽應象大論》的說法是「以表知裏」，《靈樞·外揣》說是「司外揣內」。在《靈樞·刺節真邪》一篇有富文學色彩的鮮明比喻：「下有漸洳，上生葦蒲，此所以知形氣之多少也。」從濕地上葦蒲生長的繁茂，可以推斷葦蒲底下泥土之多少和肥瘠。[14]

《中國醫學百科全書》不但認為藏象學古已有之，進一步更把巢元方的《諸病源候論》，金元四家的醫學，元明間的「相火論」、「命門學說」，王清任的《醫林改錯》，葉天士的《溫熱論》等統統列為「藏象學說的發展」，幾乎要把一切中醫學說都納入藏象

範圍了。這不但失諸太寬泛，而且埋沒了這些醫學的本義與多元發展的性質。

楊扶國、齊南在《中醫藏象與臨床》一書亦廣納各家理論，網羅歷代醫論文獻中幾乎所有與臟腑生理病理有關的條文。所有醫家有關臟腑的見解，一切都算是「藏象學說」的內容。其中很多原典條文，其實並沒有用「藏象」作為主旨或立論基礎。為了充實「中醫藏象學」這個新學科的內容，凡與「臟」或「藏」有關的素材都羅列出來以供檢索，是有重要的貢獻的，但把「藏象」的觀念弄得高深繁難，茫茫如汪洋大海，對臨床幫助不大。

把「藏象」理解為偏重哲學想像的「匿藏」，是始於明代張景岳：「象者，形象也。藏居於內，形見於外，故曰藏象。」張景岳是「醫易同源」的始創者，他的醫學思想有強烈的哲學色彩，例如借用易經「坎卦」來解釋「命門在兩腎之間」，十分富於想像。[15] 捨實取虛是他的醫學特色，但哲學想像與臨床上的「臟象」相距甚遠。

臨床上的「臟象」
"Zang symbols" as clinical manifestations

「藏象」強調豐富的哲學意涵；「臟象」只是平實易明的臨床語言。新近出版的一套中醫臨床指南，其中一本即命名為《臟象理論臨床指南》。在張文康主編的《中西醫結合醫學》巨著中，亦採用「臟象」一詞，而不用「藏象」。

對臟象學說最「簡捷」的現代定義是：「中醫以研究臟腑生理功能和病理變化為中心，結合臟腑與形體、諸竅的關係，以及臟腑和自然界關係的學說，稱為藏象學說。」[16]

以表列方式，臟象學說的基本元素是這樣的：

	觀察方法				生理
	在體為	開竅於	其華在	在液為	在志為	
肝	筋	目	爪	淚	怒	肝主疏泄、肝藏血
心	脈	舌	面	汗	喜	心主神明、心主血脈
脾	肌肉四肢	口	唇	涎	思	脾主運化（水穀和水濕）脾統血、脾喜燥惡濕
肺	皮	鼻	毛	涕	憂	肺主氣、肺主宣發、肅降肺主通調水道
腎	骨	耳及二陰	髮	唾	恐	腎藏精、腎主水液腎主納氣

中醫學說不是為理論而理論。臟象理論是應用以「象」測「臟」的診斷方法，去研究和闡述臟器在疾病中的變化。應該補充一點的是，活的人體上顯現的「臟象」，不是似上面圖表分格展示的那樣僵硬的，在中醫，「象」是理解為「動態、客觀、真實地」折射內部機能的狀態。[17]

「臟象」的「真實性」也是有限度的。所謂「客觀折射」，意思是不同的醫者也可以觀察到相同的現象。藏象學說基本上是一種「現象學」，並不堅稱已經發現人體內的「客觀真實」。「以表知裏」描述的是生理和病理現象，不需要爭論「五臟的實質」。這

當然也是惲鐵樵提出「《內經》之五臟非血肉的五臟」的本意。

不問五臟的實質，學者卻依然可借用「系統」觀念作為「中醫臟腑不同西醫」的解說。這種說法是以「一臟、一腑、一體、一竅」構成一個系統，即是把「臟腑」與外部可供觀察「臟象」的器官算是一個系統：「肝系統」是由「肝、膽、筋、目」構成；「腎系統」是「腎、膀胱、骨、耳及二陰」構成等等。[18] 這一來，以「肝」為例，它有兩重意思：狹義是作為肝器官本身；廣義是整個「肝、膽、筋、目」構成的表裏相連的「肝系統」。這便可解釋為甚麼中醫學的「臟腑」與西醫的同名的內臟器官不是同一物事。

把「肝、膽、筋、目」說成是一個「肝系統」，恐怕不易成立。在《素問・六節藏象論》原文只是提示「以外揣內」的觀察方法，並不是說爪、筋和眼睛本身就是肝的一部分。若把「肝、膽、筋、目」圈成一個肝系統，便過於僵硬機械，並不符合中醫學的動態的靈活思維。「肌屬於脾、筋屬於肝、毛屬於肺、髮屬於腎」，這些都不能割裂理解。相反，「以表知裏」就靈活得多，而且切合臨床思維。例如《靈樞・五閱五使》：「目者，肝之官也。……肝病者，眥青。」觀察到眼角部位的眼白變青黃，這是臨床診斷肝病的方法。本書第二章已提及，張元素在十二世紀已發明「臟腑辨證」的基本臨床心得，把藥物性味靈活地結合五臟特性，絕不抽象機械。

古代醫家基於對五臟的樸素認知，摸索出臨床上有用的臟象，是創造力的體現。現代人對內臟既有新的知識，應可相應地發現更豐富而有效的「以表知裏」的臨床規律。王清任早已認同「腦」有重要功能；張錫純靈活地把現代的腦科疾病概念結合於中醫診治。以此為本，便有可能重新建設臟腑學說「心」的部分，心病還歸於心、腦病還歸於腦，將有助條理分明地研究中風、老年癡呆症、冠心病、心衰竭等極為重要的現代病症大類。

註

1 吳翰香編著《內經基礎理論的讀書隨筆》，頁 46。

2 梁頌名、榮向路、江潤祥《中醫臟腑概說》，頁 109-111。

3 廖育群《岐黃醫道》，頁 113-115。

4 《靈樞・營衛生會篇》。

5 趙洪鈞《近代中西醫論爭史》，頁 183。

6 張其成〈中醫現代化悖論〉，http://www.chinaqigong.net/tzdh/lunwen/
zqc.htm，原載《中國醫藥學報》1999 年第 1 期。（編者按：此網頁已
失效。）

7 張其成〈在「科學化」的名義下，中醫自己消滅中醫〉；郝光明〈救救
中醫吧〉報道之二，http://www.cuiyueli.com/cuiyueli/zhenxingzhongyi/
zhongyizhanlue/pljy15.htm（編者按：此網頁已失效。）；張的詳細論證
見〈模型與原型：中西醫的本質區別〉，《醫學與哲學》第 20 卷第 12
期，1999 年 12 月。

8 楊維益《中醫學：宏觀調控的功能醫學》，頁 15、95。

9 楊扶國、齊南《中醫藏象與臨床》，頁 2。

10 《中醫學》編輯委員會編《中國醫學百科全書・中醫學（上）》，頁
295。

11 王洪圖主編《內經選讀》，頁 12。

12 侯占元主編《中醫問題研究》，頁 42。

13 王洪圖主編《內經選讀》，頁 69。

14 王洪圖，同上，頁 12。

15 朱邦賢主編《中醫學三百題》，頁 32。

16 吳敦序主編《中醫基礎理論》，頁 55。

17 崔應珉、李志安、王憲玲《臟象理論臨床指南》緒言。

18 吳敦序主編《中醫基礎理論》，頁 4。

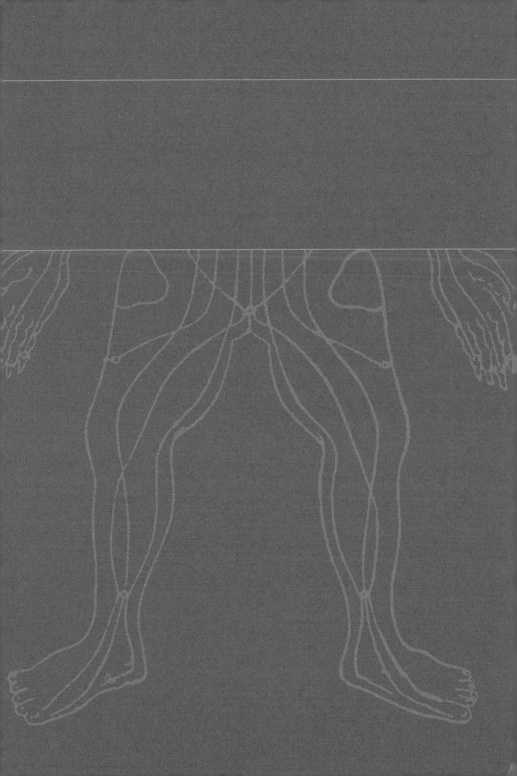

The path of acupuncture from ancient to modern

第九章 ⌘

針刺療法的古今道路

中醫學有「崇古」的傾向，但並非容不下「後浪推前浪」的醫藥進步。這在本草藥物學和針灸學兩個範圍是特別清楚的。中藥學研究在現代的發展比中醫學快、應用新的科學技術較少爭議猶疑，與現代西方藥物學亦漸有溝通的語言。中醫針灸的現代發展之路，速度不及中藥學，但在與西醫學接軌方面，進程又比中醫學的其他部分快。西醫裏面的康復醫學、疼痛醫學、麻醉學接受了針灸學的「針刺療法」（acupuncture），部分亦作為一種物理治療方法，「灸法」（moxibustion）則仍被拒諸門外。雖然中醫的針刺學在與西醫結合上面仍有不少未解決的問題，但大體而言，針刺療法已不再需要常為未來的存亡問題而焦慮。

在中醫學與「臟腑學說」並稱的是「經絡學說」。前兩章討論的是「五行」與「臟腑學說」通往現代如何改良的問題，「臟腑學說」對中醫內科學極重要；而「經絡學說」則與中醫針灸學密不可分。

從放血到針刺療法
Blood-letting and needle puncture

針刺療法的前身，一般認為是砭石。這是尖的石塊，中國古代用尖石當作針或手術刀治病患。[1] 今天「針砭時弊」這個成語，也暗有「治病」的意味。

中西古代醫學都有用砭石，最初是用於刺割瘡放膿、按摩和熱熨[2]，後來棄砭石而改用針。

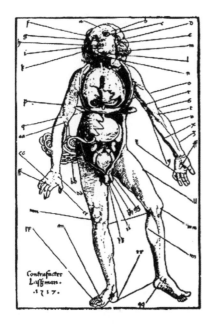

放血療法始於古希臘醫學，經蓋倫堆砌出複雜的理論而坐大。放血部位要按內臟病灶診斷而選取。圖為規定的人體放血部位。

中西古代醫學也同樣曾以針刺血管，以放血為治療。

在西方，放血療法可上溯自希波克拉底時代，至蓋倫而大為盛行。蓋倫時代的解剖學知識比希臘醫學時期發達，這些解剖學知識被蓋倫借來堆砌出複雜而錯誤的放血理論。放血療法無實證、少實效，但一代又一代醫家濫用，流行至十八世紀才被放棄。[3]今天，西醫應用的靜脈放血（venesection），幾乎只限於治療少數紅細胞過多症（polycythaemia）。

日本學者 Kuriyama 曾細心地對照了傳統中醫學和希臘醫學的觀

念，發現同中有異。在古代，中西的針刺療法頗有共通點。例如，在希氏的著作裏，選取不同的體表部位放血，選取血管是按內臟病灶診斷作決定，認為體表各部位與內臟功能有特殊的對應關聯。這與中醫學說「以表通裏」的臟腑和臟象學說的思路相近。[4]

在一些痛症的治療上，Kuriyama 發現中西古代醫家甚至選用相同的部位，例如希臘醫學在膝關節後刺取 popliteal fossa（膕窩）放血治腰背痛，相當於中醫膀胱經上的「委中穴」；刺足踝內側部位醫治睪丸痛症，相當於腎經「太溪穴」。[5]

中醫學很早已經放棄了刺取大血管放血的療法，比西方醫學更富臨床智慧。古代醫家已經知道刺取微小血管比使用大血管放血更為安全。《類經・疾病類四十八》註釋：「察其孫絡而盛者，皆取之。今人多行此法，砭出其血，謂之『放寒』。」孫絡是細小的血管，這是以微量的放血退熱，並不刺取大經脈。[6]

中西醫學在古代有共同或相似的地方並不奇怪。可堪思索的是，希臘羅馬醫學的放血療法，經蓋倫推廣而被濫用數百年，最後終於被淘汰；而針刺療法在中國卻由砭石發展為毫針、由放血變成取穴，並且通過對各穴功能的觀察，和對穴位並用的相關規律的認識，開拓了長期可用的完整的一門獨特療法。

經典裏的腧穴與經絡

The "Shu" points and "Jing-luo" in classical ancient texts

早期的針刺治病，比較粗糙。《靈樞‧刺節真邪》篇描述以針刺治療癰腫熱病，只是直接放膿，用針刺取代砭石針瘡，只是換了一種利器。在《素問‧刺瘧》篇有描述刺指放血治瘧疾發熱：「諸瘧而脈不見，刺十指間出血，血去必已。」這比放膿是進了一步，但還只是依經驗取穴退熱，未見依循經脈的原理。現代中醫，也有用「十宣」穴泄熱的。十宣，是雙手十指尖端指甲綫的十個經外穴，這些下針點亦不是沿著十二經脈分佈的腧穴，故稱為經外穴。

《靈樞》首先為人體的穴位命名，稱為「腧穴」，其中有穴名 160 個。從漢代到魏晉，更多在經絡路線附近的腧穴被發現命名，至晉代皇甫謐（223-282）著的《甲乙經》已審定具名穴位 349 個，與今天的數目相差不遠。[7]

對腧穴最簡捷易明的定義是：「腧穴是分佈於經絡上的功能反應點，是機體氣血輸注出入的部位。」[8] 這是揉合中西的定義。「氣血」是中醫學的基礎元素，「氣血輸注出入的部位」是中醫語言，但「功能反應點」是西醫語言。

在黃帝醫學，「經絡」既有系統的概念，但亦有「經脈」、「絡脈」的具體名稱，可以對應觀察到的血管。經可能對應大血管，絡則

是眾多無名的靜脈網絡。《靈樞·脈度》有說：「當數者為經，其不當數者為絡也。」《靈樞》對皮肉之間的大血管與皮下靜脈（浮而常見者）有非常清楚的描繪。如《靈樞·經脈》篇：「經脈十二者，伏行分肉之間，深而不見。諸脈之浮而常見者，皆絡脈也。」[9]

《靈樞·九針十二原》初次提出「欲以微針通其經脈，調其血氣。」這裏明言注重調理血氣功能，已不只限於放膿和退熱，顯示治療的思路在轉變。[10] 針刺既然應用於調理血氣，而氣血流通的主要管道是十二血管經脈，這就有必要設想經脈與腧穴之間的聯繫。理論的要求令血管經脈漸變為半實物半抽象的「經絡學說」：經絡再不僅是被刺的對象，它已被提升為解釋病理與療效的理論元素。

《內經》「規定」了人體「經脈的大數為十二」。在二十世紀七十年代之前，「十二正經」在中醫是《內經》的權威定論。1972 至 1974 年間，在湖南長沙馬王堆考古發現三座古墓，其中第三座有許多西漢的帛書、竹簡，包括一批已佚的醫書。這批醫書比《內經》古老，內裏對「脈」的描述與《內經》不同。在這兩本古醫書中，只有「脈」的名稱，並無「經」與「經脈」。「脈」只有十一，而非十二。如此看來，《內經》的十二經脈學說並非唯一的經典！

脈名及排列順序		
《足臂十一脈灸經》	《陰陽十一脈灸經》	《靈樞・經脈》
足泰陽溫	鉅陽脈	膀胱足太陽之脈
足少陽溫	少陽脈	膽足少陽之脈
足陽明溫	陽明脈	胃足陽明之脈
足少陰溫	少陰脈	腎足少陰之脈
足泰陰溫	太陰脈	脾足太陰之脈
足厥陰溫	厥陰脈	肝足厥陰之脈
臂泰陰溫	臂鉅陰脈	肺手太陰之脈
臂少陰溫	臂少陰脈	心手少陰之脈
臂泰陽溫	肩脈	小腸手太陽之脈
臂少陽溫	耳脈	三焦手少陽之脈
臂陽明溫	齒脈	大腸陽明之脈
		心主手厥陰心包絡之脈

馬王堆出土的古醫書中,《足臂十一脈灸經》、《陰陽十一脈灸經》列舉的經脈與《黃帝內經》有同有異。圖為兩者相同的經脈。

在馬王堆醫書中,《陰陽十一脈灸經》被認為是《靈樞・經脈》篇的直系祖本;《足臂十一脈灸經》為旁系祖本。(筆者按:這些篇名是出土後才命名的。)

與《靈樞・經脈》篇的「十二經脈」比較,馬王堆醫學卷的「十一脈」的特點是:[11]

— 馬王堆醫學二卷《脈灸經》沒有手厥陰經。《靈樞》「十二經脈」中的「手厥陰」心包經顯然是後來才加入古代經脈學說的。中醫的五臟本來就沒有「心包」這一臟。

— 在馬王堆《足臂十一脈灸經》，十一脈的血流全部向心而行，沒有血氣循環觀念。《靈樞》「十二經脈」的流向是六條向心臟、六條離心而行。向心和離心的經脈數目相同，互相銜接，才能滿足「如環無端」的血液循環理論。這顯示了《靈樞》的解剖和生理觀念比馬王堆醫學進步。

— 在馬王堆醫學中，十一脈與五臟六腑並不配對。《足臂十一脈灸經》只有兩條脈與心、肝相聯繫（人體內心與肝的主要血管最大，這應是基於解剖所見）。《靈樞》的「十二經脈」把經脈與臟腑相配對，內外結為網絡，經脈與臟腑相通，創造出內容較豐富圓滿的理論。

馬王堆醫學卷引起的震動，如今已是舊話。它的啟發在於令人認識到《內經》也不過是醫學史長河的一個階段的醫學著述，既非最古老、亦非不能修訂。

尋找獨特的經脈實體
In search of the anatomical entity of "Jing-mai"

在中醫學裏，「經絡學說」與「臟腑學說」並稱，它們面對現代

解剖學的挑戰也相似。刺激腧穴可以調節生理狀態和紓解病狀，這些功能大多不是在針刺的部位發生的，有遙距與整體的調節作用。經脈的本源是血管，血管卻不能解釋這些遙距反應。經脈到底是甚麼生物結構？如前章所述，從二十世紀五十年代起，國內興起對五臟的「實質」研究熱潮。依同樣的思路，從五十年代到八十年代，國內外對經絡實質的追尋也甚熱烈。

陳華回顧了這些研究的假說，總括說：「大量的研究工作證明，經絡是客觀存在的，其循行路線與古典文獻記載基本一致。」[12]但這未可視為定論。

1956 年起，經絡學說是中國自然科學發展規劃的重點項目。科學家以十年時間應用解剖學、組織學等方法在人類屍體與動物活體中尋找獨特的經絡實體結構，結果失敗。在七十至八十年代，新一浪研究再次啟動，1986 年更列為國家科委的「攻關課題」。這一輪研究集中在對經絡「線」的本質的追尋，看似有所成果，但也產生疑惑。研究取得的「顯著進展」包括：「循經感傳」的人口調查、99^{m} Tc 同位素示踪研究及皮膚「低阻抗點」循經研究。這些研究孤立地去考察經絡「線」的物質基礎，反而偏離了經絡與臟腑本來是網狀的靈活性質，執著於「線」的存在與否，結果是「越來越狹窄」。到了 1992 年，經絡的研究已不再執著「尋找實質」，而是重新被訂定為多層次的研究。[13]

黃龍祥指出，十二正經和任、督兩奇經（合稱十四經）這些主要

經脈的循行路線不是自古不變的，歷代均有所修訂。今天的針灸學的「十四經」路線主要是繼承了宋代王惟一的《銅人圖經》。在此之前，醫家的經穴圖多把腧穴直接連線，與十四經循行路線差別很大。十四經循行路線既是後世才訂定的，現代實驗研究者卻竭力為經絡圖「按圖索驥」尋找古代經絡的「實質」，是行不通的路。[14]

嚴健民引述歷史學者任繼愈所說：「我們不能代替古人講他們所不知道的東西。」[15] 其實，五十年代的「實質」研究的背後是以哲學指導思想的。基礎是列寧的一句話：「現象是本質的表現。」因為堅信腧穴功能的背後必有經絡「線」的本質，因而發動大量人力去尋找。同位素等研究的發現，是否真的便是血氣功能感應的經絡路徑，頗有可疑。即使真有此路徑可循，也不能說是為《內經》的經脈找到了「實質」根據；《內經》的經脈「視之可見，切之可得」，本來明明就是血管，不是甚麼需要用高科技尋找的結構。[16]

研究常見的一種偏倚（bias），是務必要「證實」一項假說而努力尋找證據，不成功不罷休，往往就會調低對證據的標準的要求。這可以「循經感傳」研究為例。「循經感傳」，是指人被針刺時，產生的麻癢感，有些人可以感覺麻癢感依經脈的路徑擴散。據說，大規模調查結果「表明」循經感傳的能力「廣泛存在於各種人群之中，無種族、地域、年齡差別」。[17] 論者因而相信，這是古人發現經絡路線的方法，又可以此證明經絡路線是真實的存在。其實，在 1958 至 1977 年全國調查的大約 17 萬人

中，經絡敏感的只有 400 多人，這些極少數人便是所謂「經絡學說起源於針刺感傳現象」的「證據」了？[18] 極少數人的感覺，很可能只是一種「異常態」（variant），甚至也可能是心理上的暗示作用，嚴格來說不可以據此推論為普遍存於人體的實在形態結構。

實踐中的腧穴
"Shu" points as functional points in clinical practice

十二經脈有無「實質」的解剖結構未能確定，有趣的是，《靈樞》新加添的第十二經「手厥陰心包經」，看來是有客觀根據的。與「手厥陰經」配對的內臟是「心包」。在五臟中從心分拆出心包，算是第六臟，「五臟六腑」變成「六臟六腑」，看來很牽強，也有違「五行」的數目。但是在現代臨床研究，位於「心包經」上面的「內關穴」，卻證明真有止嘔逆、調節血壓的功能。[19] 進一步，通過十分嚴格的隨機對照及臨床試驗（Randomised Controlled Trial），證明用於手術麻醉後止嘔，有客觀療效。[20]

當今而言，像內關穴研究這一類單穴、組合穴研究是主要的，相反，尋找經絡「實體」的研究與尋找「臟腑實質」的研究經已退潮了。

對腧穴的研究比「經脈研究」容易一點，因為腧穴不似經脈那麼繁複而多理論。「經脈學說」甚至比「臟腑學說」更繁複得多。十二經脈（正經）只是一部分，督脈、任脈是「奇經八脈」之二。「奇經」是對十二正經的補充（「奇」是「額外」的意思），

從十二經脈又分出「十二經別」（「別」是「分支」的意思），它們循行於體腔臟腑深部，作表裏聯繫。此外，「十二經筋」主管關節運動；又有十二皮部，相連皮膚。

為甚麼「經絡學說」要這樣繁複？為何不像臟腑學說那樣，簡單地選取五條經脈，配以五行？這樣豈不更能圓滿地把經絡與臟腑學說統一起來？最簡捷的理論應是最佳的理論。

一個可能的理由是，腧穴有 300 多個，五行的模型不足以統馭、解釋眾多腧穴的分佈與治療功能。廖育群說：「當人們對於腧穴的認識逐漸增加時，針灸療法與經絡學說等醫學理論的聯繫反而轉向鬆散。醫生較多注意哪些穴位在治療某種疾病上具有特殊療效。儘管從本質上講，這是向經驗醫學的倒退，但在實際應用中，這又是十分必要的。」[21]

這乍看非常奇怪。重視臨床醫學經驗，注重腧穴功能，為何被視為倒退？從科學觀點看來，這應視作進步才對！廖育群的意思或者是：當針刺療法以腧穴的功能為研究焦點，而傳統的理論又不能簡捷地圓滿解釋這些功能，繁複難解的經絡學說會有衰退或淡出的危機。（筆者按：本書初版有些地方把「經絡」和「經脈」兩詞互用，有中醫朋友來函指出，古代中醫除黃帝學派之外本來另有扁鵲學派傳統，它的「經脈醫學」與黃帝學派講經絡與臟腑是不同源的，因此本章把對「經脈」研究和「經絡」概念混為一談並不恰當，見本書書末「餘緒」一節。）

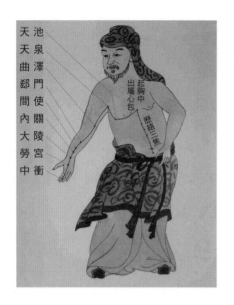

天池
天泉
曲澤
郄門
間使
內關
大陵
勞宮
中衝

起胸中
出屬心包

歷絡三焦

在現代臨床研究，位於「心包經」
上面的「內關」穴（PC6），證明
有止嘔逆、調節血壓的功用。

中醫雖然尊奉經絡理論，但在臨床上卻多是靈活地取穴應用，並不受其所屬的經絡局限。內關穴屬於心包經，但止嘔作用卻與心包無關。按照不同的組合，內關穴被中醫應用於治療心神不寧、肺病、腸胃病、婦女月經不調、男性夢遺等疾患，與心包不一定有關。其他常用的腧穴，例如「合谷」、「足三里」，同樣有多臟腑多種病症的治療功能。此外，位於人體背部的「背俞穴」——肺俞、心俞、肝俞、脾俞、腎俞等——雖是位於膀胱經上，卻是依脊椎神經節分佈的，醫治五臟疾病，完全與膀胱經無關。重實效不執著理論，在臨床針灸素來如此，可能在《內經》時代已經如此。

針刺療法的現代化之路

The modernization of acupuncture

在現代，針刺療法可說基本上已被西醫接受，然而它通往現代之路並不容易。數十年間尋找經絡「實體」的研究費了很多人力，但在臨床醫學上，這些經絡「實體」的研究並沒有令針刺療法贏取更多「可信」的分數。針刺療法能在現代站得住腳，簡要地說，是三路並進的：

第一是電針鎮痛的神經科學研究，特別是韓濟生及其同事對低頻電針與高頻電針的研究。[22] 八十年代的神經科學研究發現，神經系統能分泌多種具嗎啡鎮痛藥性的內啡肽（endorphins），低頻率電針由 δ 阿片受體介導（opioid receptor mediated）使脊髓釋放腦啡肽（enkephalin），能鎮機械性疼痛；高頻率電針由 κ 阿片受體介導使強啡肽（dynorphin）釋放增多，對內臟化學性疼痛更有效。[23] 研究又發現，低頻電針的刺激作用，與手法刺激相類似。

第二是專項的臨床研究，部分課題通過了隨機對照試驗（RCT）的一關。以針刺療法鎮痛，治偏頭痛、婦女經痛、牙痛證明有良好效用。[24] 針刺療法對手術後、化療後和妊娠的嘔逆證實有效；對中風康復，則是「可能有效」[25]。依 RCT 格式逐個題目研究，是漫長的求證道路，而且研究設計上不易做到真正的中醫「辨證論治」。這是一條「難行道」。至 1986 年為止，在中國採用針灸治療的疾病有 1,116 種，中醫宣稱有效者超過 300 種，效果顯著

者有 100 多種；但是，WHO（世界衛生組織）建議採用針灸治療的病症只有 43 種，確認針刺麻醉在常見的手術效用穩定的僅 20 至 30 種。[26] 這與中醫自信有效的數目相差甚遠。依 NIH（美國國家衛生研究院）的「循證醫學」標準，效果確認為「顯著」的，更只有不到 10 種。雖然有此差異，最少有一部分課題通過了這嚴厲的一關，令針刺療法的客觀可信性提高。

第三條現代化道路比較少為人注意，這是對經穴的標準化和針刺療法的現代教育建設。箇中的功夫與心力，非常不易。在經穴的標準化方面，1959 年，上海與南京的學者為編寫標準教材而聚頭討論，細緻處理標準化的問題，小題目如手掌心的「勞宮穴」應是靠近第三掌骨（3rd metacarpal）的尺側（ulnar side）還是橈側（radial side）都要反覆推敲。1989 年，上海李鼎、陝西陳克勤、安徽高忻洙負責中醫藥管理局下達的「經穴標準化」研究，他們查考文獻、聽取全國各地專家的意見，提出最後方案，並出版此專題書二種。[27] 在教育建設方面，1959 年編寫標準教材之後，進一步以深入淺出、層次分明的原則翻譯為外文；之後在北京、上海、南京三地以此教材開設國際針灸班（後為國際針灸培訓中心）。1991 年，中醫藥管理局成立中國國際針灸考試中心。面對本國的教育需要，1960 年上海中醫學院成立全國首個針灸系，陸瘦燕、裘沛然、李鼎陸續發展整套課程。[28] 1987 年，在 WHO 的支持下，世界針灸學會聯合會成立，這與中國七八十年代的教育建設的努力不無關係。

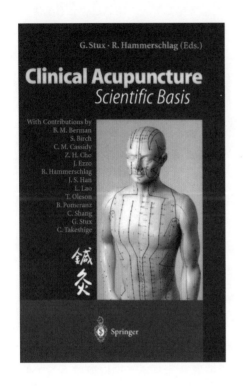

現代西方學術界不乏全面而周密地評述臨床針刺療法科學性的專著。Stux & Hammerschlag 編著的 *Clinical Acupuncture－Scientific Basis* 是很好的例子。

以上的論述並不是說中醫針刺療法已完整解決了與現代西方醫學結合的問題。Stux & Hammerschlag 曾全面而周密地評述了臨床針刺療法的科學性，並在書末開列了不少尚須研究的課題。[29]

中醫針刺療法通往現代的道路是有啟發性的，即「高層次」的理論並非主要；腧穴研究比起「經絡理論」可說是低層次，但要搭建有效的現代學術交流橋樑，便需攻克一些不會陳義過高的題目。

註

1　《後漢書‧趙壹傳》註說「古者以砭石為鍼（針）」，見嚴健民《中國醫學起源新論》，頁 153。

2　馬伯英《中國醫學文化史》，頁 195。

3　Magner L. N., *A History of Medicine*, p. 206

4　Kuriyama S., *The Expressiveness of the Body and the Divergence of Greek and Chinese Medicine*, pp. 201-206

5　Kuriyama S., 同上，p. 203

6　程士德主編《內經》，頁 458。

7　劉公望主編《現代針灸全書》，頁 205。

8　麻仲學主編《國際針灸交流手冊》，頁 706。

9　廖育群《岐黃醫道》，頁 120-122。

10　嚴健民《中國醫學起源新論》，頁 158-159。

11　周一謀、彭堅、彭增福《馬王堆醫學文化》，頁 1-17。

12　陳華《中醫的科學原理》，頁 89。

13　陳漢平主編《現代中醫藥應用與研究大系‧第 16 卷‧針灸》，頁 3-5。

14　黃龍祥《中國針灸學術史大綱》，頁 572。

15　嚴健民《中國醫學起源新論》，頁 181。

16　嚴健民，同上，頁 199-200。

17　陳漢平主編《現代中醫藥應用與研究大系‧第 16 卷‧針灸》，頁 5。

18　周一謀、彭堅、彭增福《馬王堆醫學文化》，頁 19。

19　朱兵編著《針灸的科學基礎》，第十五章。

20　Al-Sadi M., Newman B., Julious S.A., Acupuncture in the Prevention of Postoperative Nausea and Vomiting, *Anaesthesia*, Vol. 52, 1997, pp. 658-661

21　廖育群《岐黃醫道》，頁 89。

22　朱兵編著《針灸的科學基礎》，第四章。

23　陳漢平主編《現代中醫藥應用與研究大系‧第 16 卷‧針灸》，頁 17。

24　Spencer J.W., Jacob J.J. (ed.), *Complementary/ Alternative Medicine: An Evidence-based Approach*, Chapter 10.

25　美國國家衛生研究院 NIH consensus statement 107。

26　麻仲學主編《國際針灸交流手冊》，頁 684。

27　施杞主編《上海中醫藥大學中醫學家專集》，頁 150。

28　施杞主編，同上，頁 151。

29　Stux G., Hammerschlag R. (ed.), *Clinical Acupuncture — Scientific Basis*, Chapter 11.

第十章 ⌘

The vitality and enigma of "Zheng"

「證」的生命力與困惑

近 40 年，中醫藥在內地的學術發展，早已不是「陰陽五行經絡臟腑」所能概括的了。特別是本書不曾細說的中藥學，面貌變化之大可說是翻天覆地，研究成果已匯入現代藥物學的世界。

從一些數字可以側面反映中醫藥研究在現代中國的蓬勃。據不完全統計，1949 年後出版的中醫藥書籍超過 10,000 種，數目相等於歷代中醫古籍的總和。中醫藥專業期刊超過 100 種，連同在與之相關的生物醫學期刊刊出的中醫藥文獻，超過 50 萬篇。[1]

然而，就中醫學的理論而言，未來發展的道路仍然充滿困惑和爭議。例如中藥學的發展模式，令中醫界擔心「廢醫存藥」的局面可能出現。如果中藥學現代發展的結果就是使用標準化的成藥治病，中醫多變化的治則也就無用武之地。從草藥提煉有效成分，路途迂迴，難得的成功例子如治瘧疾的青蒿素，卻又被納入西醫的藥庫去了。

中醫總是在苦思自身的特色，一項常被標舉的特色是「辨證論治」（或稱「辨證施治」）。梁茂新說，「證的概念」是中醫學術界普遍鍾愛的概念。[2]

「辨證論治」作為中醫藥學的特色是在二十世紀五十年代提出的。1951 至 1953 年間，《新中醫藥》和《北京中醫》（《中醫雜誌》的前身）分別以「現代醫學和中醫的結合」和「中醫科學化」為主題展開了中西醫界之間熱烈的討論。1955 年，任應秋在

《中醫雜誌》發表〈中醫的辨證論治的體系〉，而秦伯未（1901-1970）、姜春華（1908-1992）兩位醫家亦對辨證論治體系作全面闡述和介紹，從而確立了「辨證論治」在中醫診療體系中的特殊地位。[3]

「證」的概念
The concept of "Bian-zheng" (pattern differentiation)

「辨證論治」是發展中的概念。現今對「證」的整個概念並非古代醫家所固有。中醫一般把「辨證論治」上溯至《傷寒雜病論》。《傷寒雜病論》細心鑒別疾病在不同階段、面對具體臨床診察所得，再調配處方，展示了非凡的鑒別診治眼光，但「證」的概念仍在雛形。《傷寒論》有「觀其脈證，知犯何逆，隨證治之」的提法，這裏的「證」並非抽象的「證型」概念，只是說「依診察所得證據而治」。「證」的原初意思是嚴肅的諫言，諫言須經得起檢驗和符合事實。[4]

「證」與「證候」通用。正式使用「證候」一詞是南北朝陶弘景的《肘後方》序。[5]「辨證施治」一詞始見於明代周之幹（號慎齋，約 1508-1586）的《慎齋遺書》。「辨證論治」一詞，則是近至清代章楠（清乾隆時人）所著《醫門棒喝》（1829 年出版）才使用的。《醫門棒喝》裏面一篇批評明代醫家張景岳不知傷寒不同瘟疫（溫疫），兩種病都用「補」法醫治，「不明六氣變化之理辨證論治，豈能善哉」。[6]

注意《醫門棒喝》所說的「辨證論治」其實是要求分辨六氣病因之不同，從而辨識傷寒與瘟疫（溫疫）兩類不同的病。主旨是「辨病疫之古今不同」，並非現今中醫理解的「辨證」。

今天，「證」是「中醫學術界普遍鍾愛的概念」，但要準確地把握它的意涵並不容易。依王慶其《中醫證候病理學》所說，「證候是在致病因素作用下，機體內外環境、各系統之間相互關係發生紊亂所產生的綜合反應。它是反映疾病處於某一階段的病因、病性、病位、病勢等病理要素的綜合性診斷概念」。[7]

這個界定很周延，但不容易明白。試以具體例子說明：例如「肝風內動證」，主要症狀是眩暈、肢體震顫，「風」是病因、「內動」是病勢；又如「脾胃濕熱證」，綜合的症狀是脘腹痛，舌苔黃厚膩、脈滑而數。「濕」、「熱」是病因與病性。

「證」的特點主要在於它是綜合性的診斷概念，而且具有階段性的病情概念。在現代，中醫的「證候」與西醫的「徵候」（symptom）一詞多混淆；其綜合性概念又易與西醫的「症候群」（syndrome）概念混淆。「徵候」與「症候群」一般都不強調階段性的病情變化，沒有時相性（phase）。此外，中醫「證候」不但描述疾病的表現，也包括人體系統的生理與病態反應的狀態（response state），尤其是臟腑的狀態。中醫學「證」的獨特性更在於它特有的語言，病因（風、寒、暑、濕、燥、火）、病機（陰陽氣血等的失調）和八綱（陰陽、虛實、表裏、寒熱）等字與詞

可靈活組合，成為的診治分類概念的組件。

「證型」的標準化
"Zheng types" − standardizing the classification

準確地把握和維持「證」的原意確不容易。李致重慨然道，「證」的概念是中醫學的中心，但由於長期不規範，「在西醫術觀點的強大衝擊下，概念逐步肢解，理論日趨異化……」。[8]

無論在臨床上或科研中，今天「證」的應用，多是把一種病分為數種「證型」，「證型」則以共識標準加以定義規範，稱為「規範化」。這是特別適合把大量病者群集式地（patient groups）按型施治，很適合對照性的臨床研究（controlled study）。這種方式的結合研究，前提是證型的分類必須列出客觀上有共識的規範標準，研究的對象分組才可算有效，亦是臨床科研上「可被重複驗證」（reproducibility）的基礎。

李致重認為，證的診斷標準化，會帶來診治公式化、機械化甚至僵化的危險。他舉例說，1993 年以來國家衛生部制訂發佈的《中藥新藥臨床研究指導原則》，裏面的「中醫辨證」與「中醫證候療效」標準便是以症狀簡化地組合為「證」。例如在消化性潰瘍一條，診斷「氣滯證」的標準：

「主症：（1）胃脘脹痛、兩脅脹悶；（2）遇情志不遂則加重；（3）

噯氣或矢氣則舒;（4）善怒,易歎息。次症:（1）胸悶食少;（2）泛吐酸水;（3）舌苔薄白;（4）脈弦。上述主症（1）必須具備,並應兼具其餘主症中的一項加次症二項,即可診斷。」

李致重的質疑是,如果某病人具有主症（1）與（2）加上次症（1）與（2）,是否不須察舌按脈,甚至也不須看醫生,由「普通老百姓問一下病人」,就可診斷?這樣,中醫還有存在價值嗎?[9]

這一類「主症數項加次症數項」的診斷標準在現代西醫藥研究也很常見,尤其在風濕病學與精神醫學。樹立標準,往往是為了研究上的規範（例如以問卷方式「診斷」在人群中患「抑鬱症」的病人）,不一定直接等同於臨床診斷;在臨床診治,精神醫學的 Diagnostic and Statistical Manual（DSM）各版也是普遍使用的規範,西醫也並不擔心因此失去了存在價值。

根本的問題在哪裏?李致重指出,以上列「症候群」的形式分類辨別證型,看不出證候的相互聯繫與演變過程、趨勢。李氏認為,在「證」的診治,病機的變化至為重要。臨床中辨識的病機,必然是階段性的。因此,不能把病人一旦定為「氣滯證」,就「氣滯到底」。就此而言,李認為「辨證論治」甚至是一道講不通的邏輯命題,應改為「對證治療」。[10]

「辨證論治」與「對證治療」兩者微妙的分別可能是,「辨證論治」是定型定格的分類式辨證,失卻動態觀點。以規範化的「證型」

辨別，只可以視作病況的一個橫切面的分類，不曾照顧病情變化的時相性的一維，也就是說，不是真正依當下的「證」施治。

「證」的現代化的困惑
The modernization of "Zheng"

二十世紀五十年代末期，中醫界已有共識，辨證論治是中醫診治體系的核心，而「臟腑證」的辨治是核心中的核心。學者竭力為「臟腑的證」尋找實質基礎。在研究「證的本質」時，首先是以「腎的本質」為研究主題。此外，也開展了八綱中陰陽、寒熱、虛實的本質方面的探索。

依梁茂新的概述，在六十年代，這些研究宣稱發現初步成果：在多種疾病診為腎陽虛證的病者，似乎是有同一而客觀的指標變化。在「文革」十年沉寂之後，七十年代後期，證的「實質研究」更成為熱潮，動物模型在八十年代興起，研究者在各類型政策研討中繪畫藍圖，預期至二十世紀末，證的奧秘將能初步揭示。然而，在九十年代，經過較嚴謹的自我審視，「各類研究急轉直下……整個中醫界陷入困頓、迷惘和無奈之中」。[11]

「證」的現代研究陷入困頓，問題出在哪裏？《中醫證研究的困惑與對策》有深刻和具批判性的分析。在此只列舉其中三點：

一是各項研究多存在由於抽取樣本不當而造成誤差（抽樣誤差，

sampling error），這特別是由於五臟各證診斷缺乏標準化、規範化。一種證型，依各參考書與各專家制訂的規範，有多重診斷標準，按不同診斷標準納入的受試對象（樣本），必然產生抽樣誤差。[12] 歸根究底，證研究首先必須確立準確的診斷規範和標準。

二是各研究指標缺乏特異性（specificity），例如最初以為顯示腎上腺功能的 24 小時尿 17- 羥皮質類固醇（24-hour urine 17-OHCS）降低是「腎陽虛證」的指標，後來卻發現「脾陽虛證」以及其他臟的虛證也會發現 17-OHCS 降低。[13]

第三點是最大的問題。現代臨床上「辨證論治」大致上有七種應用方法，大都離不開以某種方式與西醫的「辨病論治」並行或結合。完全不理會西醫的疾病診斷，純粹地「辨證論治」，少之又少。與西醫的「辨病」並行或結合的方式，有把某一疾病分為幾種證型診治的，有將病依階段分期辨證的，有以藥方分證類、再隨方加減的。無論是哪一種，都不容易確立「辨證論治」的獨特優越性和排他性，即不能清晰地確定在排除西醫的「辨病論治」之餘，中醫辨證論治的獨立成效。更為嚴重的問題是，在西醫不同的病類中，當中醫診斷出同一種「證」時，治則往往是依病類而不同的，並非如理想中所說的「異病同治」。例如同是「氣陰兩虛證」，在敗血症、心源性哮喘、休克、難產等各種西醫診斷的病，中醫的處方各異。在臨床實踐上，「辨病論治」比「辨證論治」更具決定性。[14]

回歸病案看「證」的生命力

Back to case studies: how "Bian-zheng" works at bedside

中醫「辨證論治」(「辨證施治」似乎是較佳的提法),可能並不適應「執實地」(literally)以某種定義標準化,也不能直接被「翻譯」為現代生化學的物質概念。它的由來是臨床鑒別診治,是一種靈活的模式識別(pattern recognition)。回歸病案,細看變化,才見得出生命力。用抽象的概念定義,即使能有統一標準,也不易靈活應用。通過對具體病案診治的描述,也許可以補充抽象定義的不足。這裏選一例作為解說。在中醫看來,這一例是平常不過,並非稀奇病證或治法。唯其平常,更有普遍的說明意義。

這是一個與情緒有關的頭痛症:

「杜某,女,52 歲,陝西咸陽市某工廠工人。1992 年 6 月 6 日初診:患者因孩子出事,精神受到強烈刺激,頭痛頭暈已有一周,腦中熱痛,眼花,心情煩躁易怒,大便乾燥,血壓 170/95mmHg。伴腰痛,納食不佳,脈沉弦細,舌質紅,苔白。

「證屬:肝氣不舒、肝陽上亢。治法:疏肝理氣、平肝潛陽。處方:龍膽草、夏枯草、梔子、菊花、磁石(先煎)、白芍、龍骨、生地、川牛膝、地龍、丹參、大黃(後下)、山楂,六副,清水煎服,每日一劑,早晚各一次。(筆者按:劑量從略,下同。)

「服上方後，頭痛銳減，頭中轟熱感減輕，心情（仍）怫鬱，大便仍秘，三四日一次，不思飲食，舌紅苔薄黃，脈細澀，仍用上方加鬱金，六副。此後基本上以上方為主，稍加化裁，曾去大黃加川芎。

「至 1992 年 6 月 27 日時，諸症大減，頭暈為主，頭目不清，心煩易怒，眠差多夢，口乾苦，納呆，舌紅苔黃，脈弦細。（證的診斷為）肝陽已遏，肝火已挫，陰虛已顯。故以杞菊地黃丸加磁石、夏枯草、川牛膝、川芎、決明子為方善後。至 7 月中旬，再診時，諸症已癒，偶有頭昏，納食不佳，仍以補腎滋陰，清肝和血為治，以資鞏固療效。」

編者提示，患者初診時肝火旺甚烈，用龍膽草、夏枯草、梔子、菊花多次清瀉仍不易熄滅。方中的磁石、龍骨是潛鎮上亢之肝陽，白芍、生地、川牛膝是滋肝腎之陰，地龍、丹參散血中瘀滯，山楂防止傷及脾胃，大黃通大便，使鬱熱下泄。其後使用杞菊地黃丸是滋補根本，鞏固療效。[15]

注意幾個診治特色：

1. 在此案例，辨證是施治的主要基礎，西醫「病症」的診斷（如「抑鬱症」）在這裏並不視為需要。如果另一個「抑鬱症」患者無嚴重肝陽上亢的證候，治法會是不一樣的。

2. 在處方、再診、再處方過程中，依病勢之變作調整。加鬱
   金、去大黃、加川芎，是原方的微調；至 27 日時，肝火已
   挫，陰虛已顯，「證」已變，即相應改用補腎滋陰的地黃丸。
   「證」的動態與時相性，在此可以見。

3. 肝陽盛與肝陰虛相關、肝陰虛兼腎陰虛，在中醫學是有理可解
   的，並不是一般性地、經驗主義（empirically）地以藥試用。因
   此，中醫學不能被簡化為「經驗醫學」（empirical medicine）。中
   醫也是有使用單味藥或標準方治某一病（或症）的，但在應用
   複方對應複雜證候時，底裏就有深一層次的醫理。

中醫「辨證論治」的臨床思維在靈活應用時才能顯出「生命力」。
然而，中醫在現代與西醫並存時，面對的基本的問題並未得到解
答。在現實發展中，西醫學超速向前，更佔據了科技與科學的高
台階，中醫學如何才建立較牢固而長遠的認受性和公信力呢？

註

1　周琳琳〈中醫藥信息學發展現狀分析（II）〉，《中國中醫藥信息雜誌》9 卷 10 期，2002 年 10 月，頁 86-90。

2　梁茂新、劉進、洪治平、徐月英《中醫證研究的困惑與對策》序，頁 2。

3　梁茂新、劉進、洪治平、徐月英，同上，頁 2。

4　李致重〈證、証、症、候的沿革和證候定義的研究〉，崔月犁主編《中醫沉思錄（一）》，頁 177-189。

5　李致重，同上。

6　甄志亞、傅維康編《中國醫學史》，頁 130。

7　王慶其《中醫證候病理學》，頁 2。

8　李致重〈證、証、症、候的沿革和證候定義的研究〉，崔月犁主編《中醫沉思錄（一）》，頁 177-189。

9　李致重，同上，頁 184。

10　李致重，同上，頁 186。

11　梁茂新、劉進、洪治平、徐月英《中醫證研究的困惑與對策》，頁 3-5；並參見本書第八章。

12　梁茂新、劉進、洪治平、徐月英，同上，頁 19。

13　梁茂新、劉進、洪治平、徐月英，同上，頁 12。

14　梁茂新、劉進、洪治平、徐月英，同上，頁 154-161。

15　原載《疑難病證治》1996，148。收錄崔應珉、李志安、王憲玲編《臟象理論臨床指南》，頁 223-224。

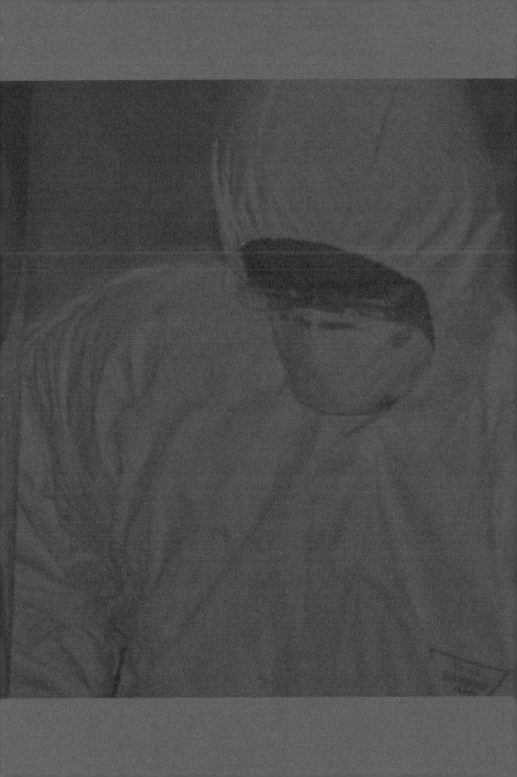

現代篇

MODERNITY

CH.
ELEVEN *The contrast of Chinese and Western
medicine in modern era*

第十一章 ⌘ 中西醫學的現代對照

與西醫學相比，中醫學在近、現代的發展顯得蹣跚踟躕。上海醫科大學華山醫院蔡定芳借用梁啟超「變亦變，不變亦變」的提法，斷言中醫發展非向西醫的學術標準看齊不可。他開宗明義說：「（百年來）中醫學在與西方醫學交流中逐漸露出明顯的劣勢，很快從主導地位一變而成為從屬角色，進而由從屬而求生存。造成這種局面的根本原因是中醫學本身的落後而不是其他。」蔡定芳主張「每位有條件的中醫要學習西醫，沒有條件的要創造條件學習西醫，務必保證自己迅速跟上時代的步伐，務必使自己在相關學科與現代醫學保持同步發展水平。」[1]

這篇文章引起了很多爭論。這一類爭論，某程度上只是在重複二十世紀「中醫科學化」的舊話。不同的是，當代討論多了空間，可以提出中庸的立場。

張其成是北京中醫藥大學中醫文化研究中心教授。他自稱是「補天派」，主張立足於中醫學自身的傳統去研究和發展中醫，不足的地方給予修補。他從文化學和人類學的視角出發，認為中醫和西醫是兩種不同的科學文化體系，而文化原則上應該可以多元並存。[2]

比較文化、多元並存，這種思路是試圖從狹窄的一元科學世界觀脫身，進入比較包容、寬廣的人文世界，為中醫學建立自然而然的長遠認受性。人文學科的觀點從來就是比較寬容的。著名的哈佛人類學家 Arthur Kleinman 就曾指出，不同的人類文化孕育多

元的醫學，不是只得一種有效模式。即便就「甚麼是科學」而言，近代西方「科學哲學」（philosophy of science）「從不同的角度給科學所下的定義，據有人統計，有一二百種之多！」[3]

中醫學的特色
Establishing the "uniqueness" of Chinese medicine

以中國文化為本位，要理解中醫學，不能只看醫學文獻，須得貫通中國文化史的儒、道思想，民俗文化史料，才可以一窺全豹。李良松、郭洪濤提出「文史醫學」的新學科理念。今天國內高等醫學院校教材，有馮澤永編著的《中西醫學比較》。作者認為中西醫學之間確實存在著「匯而不通、結而不合」，缺少共同語言的不可通約性特徵。中西醫的理念不可直接翻譯，只可以比較。[4]

全面的中西醫學比較，如馮澤永的主張，要能鑽進去深入研究，又能跳出來，在更高視角宏觀。中西醫學各有獨特的認識方法、基礎理論、臨床思路。比較的角度可以是醫學，也可擴至歷史、文化、哲學。擴而充之，中醫學的特色一個題目可以寫成洋洋十萬言；然而，也未嘗不可以簡捷概括。

張大釗是中國兼習中西醫的第一批先行者之一，長期從事中西醫結合防治的臨床和中醫教學，退休後來港定居，從多個途徑為本地中醫藥發展出力。在《中醫文化對談錄》中，他言簡意賅地

說：「中醫診病可以用十個字概括，即外內法、整體觀及辨證論治，而臟腑學說是強調整體觀。」[5]

—「外內法」即是沿自《內經》的「以外揣內」的診治方法，現代發展為臟象學說。（見本書第八章）相對而言，西醫直接檢查人體內部解剖病灶，以至生化分析等，是自內而外，簡稱「內外法」。

—「辨證論治」的思想沿革，在本書上一章已有探討。中西醫對照，西醫擅長疾病診斷，中醫特長辨證。中醫提出「西醫辨病、中醫辨證」，分工之外也有結合的理論基礎。

—「整體觀」是綜合性的觀察與判斷，與西醫抽絲剝繭、尋根究底的分析與簡化（還原）方法（reductionism）不同。臟腑學說應用於「辨證」，很少滿足於單一臟的孤立的斷證，總是動態地描述多臟腑的交互作用。

個人以為，中醫學「外內法、整體觀、辨證論治」三大特色，適宜視作思考討論的起點，但不宜作為僵固的定論。

與中醫學相比，現代西醫偏重血液與組織的化驗，以及病理的解剖，的確可以說是「自內而外」；但是，這樣對照是有點欠確切的。理由是「以表知裏」，「以外揣內」，並不是中醫學所獨有。中西醫學在臨床診斷的方法也不是互不相通的。中醫有「望、

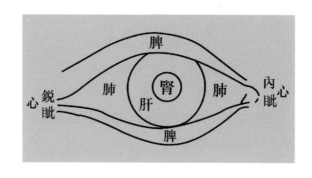

中西醫皆有目診，圖為中醫的「五輪望診」。

聞、問、切」，西醫傳統也有「望、按、叩、聽」，而且最先發明聽筒，也是從外揣內的。

在診斷上，紫唇可觀心肺，皮肉可觀營養、水腫觀腎，中西皆然。又試以眼睛的檢查為例，中醫說「肝開竅於目」，然而在中醫的臨床望診中，眼睛不只是用於觀察肝病的。所謂「五輪望診」，是從眼的各部分（黑睛、白睛、瞳孔、眼瞼）推斷肝、脾、腎、心的病態；此外，從全目望診，亦可知脫水傷津和久病虛竭。[6] 同樣地，西醫也注重目診，如從眼白診斷肝病和膽病黃疸，從眼窩凹陷也可診斷脫水，而雙目斜視則是腦疾病的表現。

現代科技與病理學進步，顯微鏡、X 光、光纖內窺鏡、各種掃描等，令西醫得以窺見人體「內」部的狀態，是「內外法」，但也未嘗不可以說是「以表知裏」的「外內法」，因為這些現代診斷

科技只是擴充了「以表知裏」的觀察範圍。設使中國自己發明這些科技，中醫也必會應用來建立自己的新觀察體系的。事實上，現代內地的中醫也有使用光纖內窺鏡協助胃病辨證的。[7]

「整體觀」是中醫學的特色，但也不能說西醫學沒有這樣的觀點。如果說，「整體觀」是「天人合一」、是「生態醫學」，那麼西醫亦同樣注重環境與健康的關係。現代西醫診治不但顧及個人身心，諸如家居環境、工作勞損、季節性疾病，都在研究之列。如果說「整體觀」的涵義是綜合性的思維方法，那麼西醫的良好診斷正是要求把化驗數據、臨床觀察、流行病學的背景概率知識（prevalence），統合成整體判斷和決定。

關於中醫的「整體觀」，劉延伶、趙洪鈞一篇文章提出了新的看法。他們指出：「整體觀」作為中醫的特色是四五十年代受前蘇聯思想影響而提出的。背景之一是以「辯證唯物論」籠統地「保護」了中醫學相生相克對立統一的理論，做成「學術界的虛假的滿足感」。作者主張，疾病起因可能是全身紊亂，但當病變集中在局部時，認清病位、重點解決，是理所當然的。如果病初起於局部，而能控制病情在局部解決，更是理想辦法。文章結語：籠統地自詡為「整體觀念」特色，而暗含對認識局部病理的否定的話，是阻礙了中醫引進當代科學，也阻礙與西醫相結合。[8] 這結論很嚴厲，也很有見地。

「西醫辨病、中醫辨證」

"Western medicine differentiates diseases, Chinese medicine differentiates zheng (patterns)"

中醫提出「西醫辨病、中醫辨證」，有利構想中西醫互補的形式。這在內地是「結合」的常規提法了，但仍有可議的地方。「辨證論治」固然是中醫特色，然而，「西醫辨病、中醫辨證」的分工是晚近的提法，而且有可能是誇大了中西醫診症方法的壁壘分明的程度。

前章提及，「辨證論治」一詞始於清代《醫門棒喝》，其中批評明代醫家張景岳傷寒與瘟疫（溫疫）兩種病都用「補」法，「不明六氣變化之理辨證論治，豈能善哉？」[9] 這裏所說的「辨證論治」，是要提出辨別「傷寒」與「溫疫」兩大類不同的傳染病。主旨近乎「辨病」，而非現今中醫理解的「辨證」。

中醫在某些疾病的診治強調辨證，但在不少病類，辨證並不那麼重要，例如泌尿阻塞用導尿法、眼有白內障須挑除、骨折用夾板、種痘防天花，都與辨證不相干。

遲至清代，陳士鐸在《辨證錄》一書中包羅了 126 門病類，載證 776 則，還是辨證辨病並進的。例如卷九〈痰證門〉：「人有痰涎流溢於四肢，汗不出而身重，吐痰靡已，人以為溢飲之病，誰知是胃氣之壅乎。」這裏要鑒別診斷的是胃液上逆嘔吐的原由，「一

有瘀蓄，則穢濁叢積，水道泛濫而橫流旁溢矣。」[10] 假如陳士鐸生於今天，相信他也不會自己設限，止於「辨證」，把對「辨病」的知識追求完全讓給西醫。

陳士鐸用「證」的語言解釋病理，但診斷上與西醫「辨病」為腸阻塞並無不同。西醫診斷腸阻塞亦會再細分為器質機械性的（mechanical obstruction, 如受腫瘤阻塞）、功能性的（如低鉀症致腸失蠕動功能）和嚴重大便燥結（fecal impaction）等，這些病因並非全是器質性疾病。

西醫的細緻診斷也不以辨病為自限。例如休克（shock）是綜合性的病狀，可區分為脫水和失血的 hypovolaemic shock，過敏性的 anaphylactic shock，心衰竭的 cardiogenic shock，治則亦不相同。西醫並非不注重病情變化的時相性，只是較少地把病情變化與症候症狀綜合命名而已。肝炎分急慢性、慢性肝炎分持續與活躍型，也含有「時相性」。癌病必須嚴分早中晚期與擴散期。

現代老年醫學研究「失禁」（incontinence）、「跌交」（falls）等課題，都是辨病之外兼而診斷功能的問題。康復醫學一個主要課題是研究病態步態（pathological gait），焦點也不是辨病。在其他學科也很易找到相類的例子。

強調中西醫各自的特色，只能有助雙方初步地互相理解，並不能督促中醫學更上一層樓。多元並存是比較安於現狀的提法。事實

上，「西醫辨病、中醫辨證」的分工，中醫自己也覺得不理想。山西醫學院門九章說：幾十年的中西醫結合實踐，形成了以「西醫辨病、中醫辨證」的結合現狀，如果僅僅為使中西醫可以並行治療，無可厚非；但若目標是體系上的結合，這種模式卻無法達到目的。「西醫辨病、中醫辨證」，如果只是請中醫為西醫診斷的某一種病尋找一種療法，這對結合的理論發展沒有很大意義，因為「並沒有客觀劃定這種中醫療法（自身）的適用邊界，它究竟還能治哪些病」。[11] 梁茂新更質疑，中醫藥研究工作向來「由特色出發、經特色堅持、最終體現特色，其實多數是原地踏步，說到底是怕被西醫同化」。[12]

「多元並存」不是保障
Why "pluralistic co-existence" may be elusive

強調中醫特色也就是強調與西醫的相異。因為相異，原則上可多元共存。但即使概念上各有特色，也不一定有助中醫學積極發展。

在西方醫學史，另類醫學（alternative medicine, 亦稱非正統醫學 unorthodox medicine）也試過以這種比較「特色」的辦法試圖建立平等地位。全面回顧另類醫學不在本書的範圍，這裏僅以德國醫生 Samuel Hahnemann（1755-1843）的「同類療法」（Homeopathy, 或譯為「順應療法」）為例，以供參考。

Hahnemann 本是西醫，1779 年畢業，行醫十多年後，對西醫的

治療方法（如 Galen 傳統的大劑量草藥方、靜脈放血術等）覺得不滿意。他對來自秘魯的「金雞納」的退熱功能產生好奇（參見本書第三章），以身試藥，發現它在健康人體產生的作用如肌肉疼痛、心跳急促、迷糊昏睡、頭痛等和發熱病本身的徵狀相似，因而大膽推論：有功效的藥，其藥性必與所治療的病徵狀相似。[13]

這是明顯地不合邏輯的「演繹」式推想，但 Hahnemann 也並非純然狂想。Cinchona 治發熱病（主要是瘧疾）的功效，確是比當時的西醫藥物更好；從一種有效的藥物著手尋找藥學原理的靈感，不是毫無可取之處。進一步，他堅信高度稀釋後的極微劑量的藥水也有效力，這成為「同類療法」的最大特色。Hahnemann 聰明地鑄造新詞，把主流西醫傳統稱 Allopathic medicine（「對抗療法」），以示與 Homeopathy 相反，方便宣傳自己新創的醫學更符合自然、更「順應」人體內在的生機與復元能力。

「同類療法」的醫學在十九世紀初流入美國，流行 100 多年，更創立自己的醫學院。最後，在美國醫學會的強力攻擊和抵制之下，至 1910 年以後式微。無獨有偶，當中醫學在 1910 年前後為「科學化」與「廢存中醫」的問題苦惱時，美國的另類醫學也正遭受西醫的攻擊。美國醫學會批判另類醫學的最強力武器，是 1910 年的 Flexner Report。Flexner Report 力促各大慈善基金會停止贊助「同類療法」的醫學院，最後終於成功令「同類療法」的醫學院或是關閉或是轉型。[14]

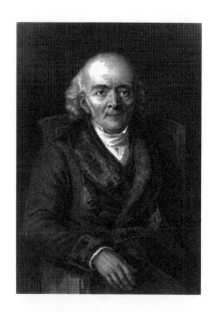

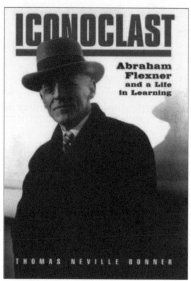

上｜德國醫生 Samuel Hahnemann
創立的「同類療法」學派在十九
世紀初流入美國，流行百多年
後，因不敵現代醫學而衰落。

下｜Abraham Flexner 受 Carnegie
基金會委託對全美醫學院進行評
審，結果其撰寫的 Flexner Report
成為改革現代美國醫學教育的劃
時代文件。

Flexner Report 並不單是針對「同類療法」，它是改革現代美國醫學教育的劃時代文件。Abraham Flexner 是一位富於前瞻視野的教育家，受 Carnegie 基金會委託，對全美醫學院進行評審。報告對所有在科學上不夠嚴謹的另類醫學，以及不符合學術規格的主流西醫學院都同樣嚴厲批判。參考了 Flexner 的評審，在 1904至 1915 年期間，經美國醫學會考核評定為不合格而最終關閉的主流西醫學院，也有 92 間。

「同類療法」的生機論觀念，例如「生命力」、「均衡和諧」等，很有文化特色，在理念上可以與主流的西醫分庭抗禮；可是，理念上的分庭抗禮，不一定經得起實證的考驗，更受不了西醫在現實社會的政治力量。如果「同類療法」的興衰對中醫發展也有啟發，那麼，在理念上把中西醫學作整體的比較，恐怕無助於中醫抵擋西醫的挑戰。

中醫的「小毛驢」
The "little donkey" of Chinese medicine

文化多元並存，也還要看文化的強弱。中國醫學文化史家馬伯英在二十世紀八十年代初曾請教老中醫任應秋對中西醫的看法。任應秋說，這好比現代交通發達，有飛機、輪船、火車、汽車，同時也還有小毛驢在爬山路。西醫再科學、再現代化，還是代替不了中醫這匹小毛驢。[15]

10 年後再省思，馬伯英說：「（西醫代替不了中醫這匹小毛驢），這也還只是問題的一個方面，效益和利用的方面。科學還應求其原理。自動化機械有機械力學原理，小毛驢爬山負重有生物力學原理。探究其原理的真諦，才是作本質區分的所在。」

馬伯英以其博識，認定中西醫理應可相通。他也承認西醫學近世的研究，是微觀為主，而中醫卻從宏觀出發。但他又主張「中醫理論已經到了必須改造的時候，即需要解構和重建」，這樣才可免受舊範式理論窒礙中醫學在現代的發展。

我的看法與馬伯英有相近之處，雖然我會想，「必須改造」是太強的提法。從金元四家到清代與現代，中醫家從來不是畫地自限，安於既有「特色」而不自我演化改進的。無論中西醫學，其演化與改進，動力主要有兩方面，一方面是臨床要解決真實難題，必須「能過硬」，不能含糊；二方面是外緣於現代科學。

主張學術過硬、破解難題、正視現代科學，可以當代醫家姜春華為例。一般以為「西醫治急病、中醫的特色是調理」，但姜春華卻創新地提出：溫病初起，「快速截斷」病邪，非常重要。依此思路，他摸索出通腑攻下的截斷治法。[16] 姜春華在趙洪鈞《近代中西醫論爭史》一書的序言中說：「人們都認為中醫代替不了西醫，西醫也代替不了中醫。不過，在長期並存中有療效競賽問題，在各自發展中，中醫還有結合現代科學的問題。」他一語中的說道：「任何學科都不能處於時代科學之外，學術是沒有世外

桃源的。」

中醫學越是安於自身固有的特色，就越有被飛躍的科學醫學甩在後頭的風險。現代科學發展的特色是「快」，現代西醫學的特色是「嚴」。下面一章，我們試看這「快」與「嚴」的雙重挑戰。

註

1　蔡定芳〈變亦變，不變亦變——論中醫發展大勢〉，《醫學與哲學》2000 年第 4 期。

2　張其成〈從中醫發展三派看中醫理論研究的切入點〉，http://zyzh.y365.com/wen/qierudian.htm。（編者按：此網頁已失效。）

3　李申《中國古代哲學和自然科學》，頁 2。

4　馮澤永主編《中西醫學比較》，頁 3。

5　張大釗編著《中醫文化對談錄》，頁 40。原文「內外法」是植字之誤。

6　莊澤澄主編《中醫診斷學》，頁 64-68。

7　張文康主編《中西醫結合醫學》，頁 11-12。

8　劉延伶、趙洪鈞〈「整體觀念」特色論之反思〉，《醫學與哲學》2002 年 23 卷 4 期，頁 45-46。

9　甄志亞、傅維康編《中國醫學史》，頁 130。

10　陳士鐸《辨證錄》，頁 574。

11　門九章〈中西醫結合的現實思想與實踐〉，《醫學與哲學》2001 年 8 月，22 卷 8 期，頁 49-50。

12　梁茂新、劉進、洪治平、徐月英《中醫證研究的困惑與對策》，頁 238。

13　Gevitz N., "Unorthodox Medical Theories", in Bynum W. F. & Porter R. (ed.), *Companion Encyclopaedia of the History of Medicine*, Vol. I, Chapter 28, pp. 604-606

14　Cohen M. H., *Complementary and Alternative Medicine - Legal Boundaries and Regulatory Perspectives*, pp. 17-20

15　馬伯英《中國醫學文化史》，頁 841。

16　張雲鵬主編《臨床中醫家：姜春華》，頁 5-18。

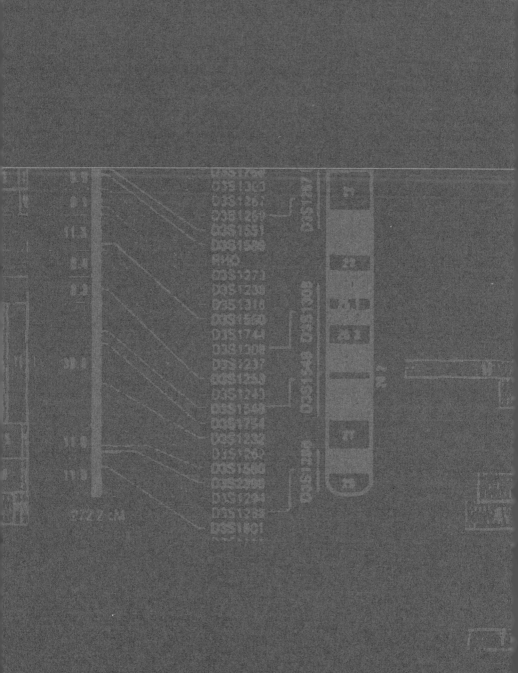

The strict demands of modern medicine

第十二章 ⌘ 嚴苛的現代醫學

在本書前面各章我說明了一個觀點：中、西醫學的橫向比較雖有意義但也頗有局限；把中醫學類比一些大理論如「系統論」、「控制論」等，雖有啟發，但無助中醫學建立有現代學術意義的認受性。在本書的〈前言〉中，我說過現代醫學的發展，並非以一種整體主義的思考形式進行的。

中醫學在現代面對的是「速度」與「過硬」的雙重挑戰。

中醫學的現代發展不可說不快。據張維耀所述，中醫學在 1949年後有兩次發展高峰期（五十年代至六十年代中期、八十年代），這兩個高峰期都是由政策推動的。至 1990 年，全國有中醫醫院 2,070 所，中醫藥行業有「百萬大軍」，全國 95% 以上的西醫醫院都設有中醫科或中醫病房，近 30 年出版的中醫圖書估計達 60,000 種，超過過去的中醫圖書的總和。[1]

張維耀緊接著就指出，在蓬勃的發展表象背後，根本的困擾未除：「就科學發展的規律而論，中醫還沒有擺脫被淘汰的危機。」學術的危機比政策歧視的危機具有更深刻的現代性。這個層次的困難，不是有政府政策支持就能解決的。

速度：中醫學的缺陷

Slowness in development － an intrinsic defect of Chinese medicine

來到二十一世紀，中醫常在自問：往何處去？西醫學面向二十一世紀，前景似乎並不須多問。知識爆炸，科技的擴張只嫌太快太多。詹正嵩等描繪西醫學在二十一世紀的藍圖，這是由具體的研究題目、交叉學科的發展整合，形成的進取前景。從一些被視為可能有突破進展的題目可以感受到箇中速度：[2]

— 應用分子生物學技術切斷癌腫瘤的養分供應

— 超聲波束高熱療法治癌

— 電極傘狀放熱多彈頭射毀癌腫瘤

— 肺癌的基因治療

— 質子放射治癌，極高速地穿入人體，不損表層組織

— 電極植入腦深部治柏金森病[3]

— 具傳感功能的電腦植片，替代視力、聽力和其他腦功能[4]

— 先天癱瘓的基因治療[5]

— 應用胚胎幹細胞（embryonic stem cell）克隆組織與器官（tissue and organ cloning）[6]

— 組織工程研究，仿生皮膚、仿生軟骨、仿生肌腱、仿生腎等[7]

這些創新研究項目並非建築在宏偉的大理論，大多是老實不客氣地吸納相關的新科技與基礎科學。西醫在二十一世紀的創新，將

是由新技術帶動的，諸如分子生物學、基因研究、幹細胞研究、生物晶片等。

基因研究的醫學可以為例，說明西醫學汲取現代生物科學科技時，飛躍發展的巨大能量。遺傳基因的生化學基本單位核苷酸（nucleotide）是在二十世紀初才被發現的。1944 年，物理學家 Erwinn Schrödinger 著書《生命是甚麼》，斷言基因是生命的根本。這本書促使 Francis Crick 在 1946 年投身遺傳基因的分子生物學研究，James Watson 在 1950 年加入 Crick 在劍橋大學 Cavendish 實驗室的研究組。3 年之後，DNA 的雙螺旋結構被發現。[8] 這一範圍的研究本來非關醫學，但往後 30 年，研究範圍擴至基因核苷酸的排序、再而是基因序列與人體各樣生命蛋白質（例如激素）的功能關係。一旦技術成熟，相關的醫學應用便如雨後春筍。1970 年 Smith 發現了 DNA 的限制性內切酶（「核苷酸的分子手術刀」），加上迅速發展的測序技術，基因工程（genetic engineering）冒起，並且在八十年代初迅速應用於藥物製造，包括紅細胞生成素、人胰島素、生長激素等。[9]

1990 年，美國國立衛生研究院和能源部發動人類基因組圖計劃（Human Genome Project），以 30 億美元投資於人類基因的全幅測序，跨國進行，並預期 15 年完成，但在民間公司 Celera 與官方研究競賽之下，2000 年 6 月 26 日，國際人類基因測序聯會就宣佈基本上完成了全幅人類基因（26,000-38,000 個）組圖。[10] 人類基因組圖只是結構上的序列圖，往下的研究將是與基因序列相

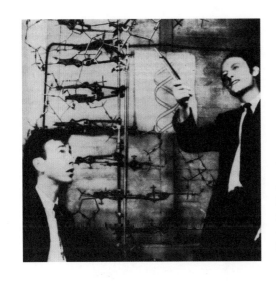

James Watson 在 1950 年加入 Francis Crick 在劍橋大學實驗室的研究組。3 年之後，DNA 的雙螺旋結構已被破解。

應的功能研究。功能一旦全面被揭示，應用潛力不可估量。這是二十一世紀科學、科技、西醫學、西藥學四蹄疾奔的圖像。（筆者按：在本書初版後，基因組醫學〔Genomic Medicine〕迅即成為顯學，見本版新增第十四章。）

《21 世紀的醫藥衛生》書中亦殷切地展望中醫藥學的前景。與西醫學對照，中醫藥學的前景圖像，大多是寄望與主張，較少像西醫那樣對科研項目有樂觀而具體的預期。期待現代中藥研究開發出優質的「三效」、「三小」、「三便」的新型中藥[11]，只是原則性的要求。在臨床方面，寄望建立「證」的標準規範、證候的診斷「計量化」、中醫四診「客觀化」（發展舌質儀、舌色儀、脈

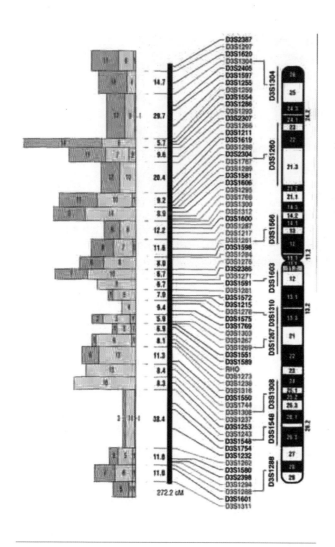

人類基因組圖計劃（Human Genome Project）在 1990 年以 30 億美元投資
跨國進行，在 2000 年 6 月就宣佈完成全幅組圖。

象儀、聞診儀等），都是以採納現代科學為條件的。新藥物研究只能在少數個別範圍中有望突破，但多是單味的新藥，例如抗凝藥、抗癌藥、西藏藥物等。海洋生物藥（「藍色藥物」）概念上是新的大範圍，能否很快豐收，並不可料。

整體而言，中醫藥並未能得益於現代科學方法與相關科技的巨大能量，為自己的發展加速或更新。

現代西方醫學的精密化
Modern Western medicine as "exact science"

寄望中醫藥「規範化」、「計量化」、「客觀化」，只是科學方法的基本要求。這又回到中醫應否「科學化」的老問題來了。

中醫抗拒「中醫科學化」的提法，比較接受「現代化」。「現代化」比「中醫科學化」較為中性，空間也寬闊一些。但是「中醫現代化」的提法到底還是離不開科學的要求。陳小野指出：「科學化」是（中醫）現代化的前提。現代化包含了科學內容和科學形式兩者的進化。他認為「科學化」的提法有價值，可以為內容和形式提供進化的觀念，而傳統「託古改制」的（中醫）學術發展方式，只會停留在「前科學」階段，無論對科學內容還是形式來說都是反進化的。[12]

陳小野是中國中醫研究院研究員，從事中醫基礎理論研究、動物

模型理論與實驗研究。他的學術富強烈的批判色彩，他倡議徹底革新，尤其強調方法學的現代化，並指中醫在現代技術的應用上並不足夠。在〈中醫理論現代化概述〉一文中，陳小野斷言：「中醫傳統方法論與現代科學方法論的最根本區別，在於其非實證性和非邏輯性。前者指在知識體系和客觀事物的關係上，不遵守知識來源於客觀事物、具有可檢驗性、接受客觀事物檢驗的基本原則。」他直指中醫思維過程違反形式邏輯要求。[13]

作者具洞悉力的觀察是：中醫學在現代發展，最艱難的轉變是要革新自己的方法論。西方醫學從文藝復興至十九世紀期間，花數百年功夫，早已完成了方法論的轉變，中醫學的變革在時間上非常迫切。[14]

西醫學的科學方法，在近世數百年確有一番功夫，歷程亦不無掙扎。現代的科學醫學（scientific medicine），法國是先驅。實驗研究、計量方法等現代科學方法，在法國大革命（1789 年）之後發展成熟。法國大革命摧毀了原有的自滿因循的學術建制，十九世紀學術重新建設，科學院（Academy of Sciences）成為新興的崇高的殿堂。法國科學院的靈魂是「精密科學」（exact science），這是「實驗、直接研究、精確觀察、喜愛確實性的精神。它起初是笛卡爾主義（Cartesian）的，後來變成牛頓主義（Newtonian）」。[15] 笛卡爾以心物二元論知名、牛頓的物理學背後是機械的世界觀。兩人都是傑出的數學家。由此看來，不精確、不能計量、不嚴求客觀，就不能進入現代科學殿堂。

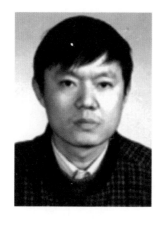

陳小野從事中醫基礎理論研究、動物模型理論與
實驗研究。他強調中醫學的方法學要現代化，只
應用現代技術並不足夠。

十八世紀末，法國科學院由物理、化學和自然科學的院士主導，
醫學只是一個年輕的小弟弟，處於有點自卑的「陪補地位」，當
時，它還遠遠「未能充分給出原理上的恒定性和論證上的證據
性。因此，滿足不了那種時時擺脫古老學院思辨之弊端的（喜愛
確實性的）精神」。[16] 與物理、化學和自然科學相比，西醫學年
輕又不成熟。要爭取與自然科學平等的學術地位，西醫學不能滿
足於「醫療是藝術」那種古老浪漫。藝術是虛的，嚴謹精密的科
學才是實在的成就。西醫學從此刻意清洗「思辨」的元素，精密
實證是真理之本，也是爭取科學殿堂上崇高席位的依託。

十九世紀還有另一個醫學領導者，那是富於浪漫主義精神的哲
學傳統的德國。德國大學本來自有一套廣闊的科學理念，稱為
Wissenschaft。Wissenschaft 是知性的智慧之學，並不是與哲學相
對立的科學。法國那種把精密和嚴苛的實證研究方法視作至高無

上，本來並不合德國大學的脾胃；哲學與科學並彰，才是整全的知識體。[17] 法國的「精密科學」主張最初傳至德國大學時並不受歡迎。[18] 然而，到最後，德國的學界也被征服了，嚴謹精密的實證學風全面勝利。及至 Robert Koch 與 Rudolf Virchow 兩位德國醫學家出現的時候（見本書第一章），德國已經成為以巴黎為中心的精密科學共同體的成員。

精密科學為本的德、法醫學在 1820 至 1890 年間更征服了美國。在 1890 年之前，美國幾乎是法國和德國的「醫學殖民地」。[19] 在十九世紀末，美國人多往歐洲習醫，受學於講德語的大學，其中有病理學家 W. H. Welch、解剖學家 F.P. Mall 和藥理學家 J.J. Abel。他們三人後來在美國協力創建 Johns Hopkins 醫學院，特別強調嚴謹臨床研究與精密實驗研究，並且提高入學標準，學生要先完成 4 年大學本科才可開始攻讀醫學，實驗研究的知識基礎就在 4 年本科階段打造。在 1900 年前後，「科學醫學」的共同體終於橫跨歐、美新舊大陸了。[20]

就是在這樣的歷史發展中，西醫學通過不斷的自我審視、自我要求，在 200 年間摸索出嚴謹而較少主觀偏倚的一套方法學。按道理，中醫學應亦可通過自我審視而更新方法，在現代開拓出新的局面。但是近代史上的沉重危機，令主流中醫認定了「中醫科學化」的要求便是「西醫同化中醫」。李致重發表的〈中醫現代化的若干思考〉可以代表中醫學術主流的觀點。他說：中醫要走自身發展的道路。在「中醫現代化」，中醫學必須是主體。「西醫

化」和「中西醫結合」都是不通之路。[21]

嚴苛的循證醫學
The strictness of evidence-based medicine (EBM)

強調嚴謹臨床研究與精密實驗研究的「科學醫學」在最近十年更上一層樓，結合了宏觀的臨床流行病學（clinical epidemiology）與生物統計學（biostatistics）的方法，追求統一地依循實證知識的醫學理想的實踐，稱為「循證醫學」（Evidence-based Medicine, 縮寫為 EBM）。「循證醫學」在二十世紀九十年代初創建，十年下來，儼然成為現代醫學的先鋒運動。它固執地問：我們怎樣可以確知那些慣常使用的治療方法確實「客觀上有效」？如何加速淘汰那些通不過嚴謹檢驗的治療方法？

中醫的臨床對循證醫學這新動向的威力尚未真切正視。中醫科學化的爭論已近 100 年，今天的中醫傾向於從寬鬆的觀點理解科學，例如張其成說：嚴格意義的科學，必須滿足三個要求：邏輯推理、數學描述和實驗檢驗。若依此嚴格意義，在歐洲十六至十七世紀「科學革命」以前，不僅中國沒有科學，西方也沒有。但從文化角度看，對何謂科學也可以有寬泛的定義，例如理解為「對宇宙萬事萬物規律的探討」，若採取寬的定義標準，則傳統中國也是有科學的，不過它的特徵不是公理論而是模型論的。[22]

這還是從寬厚的文化包容的觀點為中醫學求立身之地。「科學方

法」是尋求知識的利器，它又是量度可信性的一把尺。理論上，這把尺當然是可以嚴苛也可以寬容的。在法國「精密科學」的潮流席捲西方之前，科學的確有較寬容靈活的歷史，但總的來說，「科學醫學」趨向嚴謹甚至嚴苛的大動向，不可忽視。「我們怎樣可以確知那些慣常使用治療方法客觀上有效？」這是看似非常簡單的問題，卻為「科學醫學」訂立全新的嚴苛標準。在二十世紀九十年代，當中醫學為「是否應科學化、如何科學化」等老問題掀起新思考之際，西醫學已經進一步為自己提出新的要求。

對「循證醫學」標準的定義和說明是這樣的：「循證醫學是指遵循科學依據的醫學。其核心思想是醫療決策（即病人的處理，治療指南和醫療政策的制定等）應在現有的最好的臨床研究依據基礎上作出，同時也重視結合個人的臨床經驗。」[23]

這看似是平平無奇、卑之無甚高論的提法！近世的西醫學豈不是從來依據科學的嗎？主張把最好的研究所得與個人結合，更似是調和式的中庸主張。何以「循證醫學」竟成為新的醫學運動？

醫學素來尊重博學的權威專家，他們的心得和對病例的觀察，具領導作用。過往，臨床指南多是以專家組（expert panel）的方式，依其博學與共識來推薦最佳的治療方案。循證醫學的嚴厲之處，就在於不理會醫學權威意見，不問傳統積習，堅持依據統計學和研究方法學的客觀要求，來評定任何臨床知識的可靠程度。它的「新」，在於嚴格地要求客觀證據，樹立「統一、單一」的

知識評級方式，並且責成醫生遵循實踐。

按循證醫學的評定，把臨床研究的證據，按質量和可靠程度分為五級（一級可靠性最高，依次降低，五級可靠性最低）：

一級：所有隨機對照試驗（randomized controlled trials, RCT）的系統性評述（systematic review, SR），或 Meta- 分析（meta-analysis）。
二級：單個的樣本量足夠的 RCT 結果。
三級：設有對照組但未用隨機方法分組。
四級：無對照的病例觀察。
五級：專家意見。

按照這五級評價，目前大部分西醫的日常臨床治療方法，都攀不上第一、二級。簡單如以 digitalis 治心衰竭，西醫沿用已數百年（最初是毛地黃 foxglove，見本書第三章），但要尋找一、二級的證據，並不容易！

「循證醫學」的「金標準」（Gold Standard）是大樣本隨機對照試驗（RCT）和 RCT 的系統性評價（SR）或 Meta- 分析。系統性評價和 Meta- 分析都是依靠專門的統計知識，並且需要有組織地搜尋、檢閱和評定大量的研究數據，並非個人之力可以進行，建立協作的學術中心，因而是自然不過的。

現今最著名的學術協作組織是 Cochrane 協作網（Cochrane collaboration）。它 1992 年在英國牛津成立，至 2001 年，全世界已有 13 個國家成立了中心，包括英國、荷蘭、法國、意大利、挪威、加拿大、澳大利亞、巴西、南非、西班牙、德國、中國和美國。1999 年 3 月，中國的中心在四川大學華西醫院（原華西醫科大學附屬第一醫院）成立。

Cochrane 協作網是依臨床流行病學家 Archibald Leman Cochrane（"Archie Cochrane"，1909-1988）命名的。Archibald Cochrane 本人並不曾參與中心與協作網的籌建。在牛津成立 Cochrane 第一個中心時，他已經逝世。循證醫學至今發展出來的面貌嚴肅、冷靜，甚至有些呆板，但 Archibald Cochrane 卻是以熱誠、調皮、好辯、富睿識和堅定的信念而感染醫療界的。他一生事業中只進行過一項臨床對照試驗，但一旦發現英國的公立醫療 National Health Service 的許多治療成規都缺乏 RCT 研究，他就四處挑戰和質疑，為何我們不更嚴格地要求證據？在臨床上為何不貫徹實行研究的發現？[24]

在九十年代，David Sackett 是積極推廣「循證醫學」的學者。九十年代初，他率先在加拿大 McMaster 大學推動「循證醫學」的實踐。1994 年，牛津大學聘請他出任新建的循證醫學中心主管。

David Sackett 著作豐富，論辯嚴密，他搭起了一道橋樑，把循證的評價思維方式引進臨床醫療世界，又解答了大量來自醫療界對

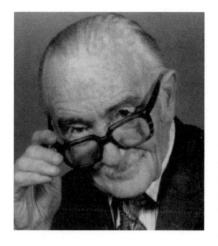

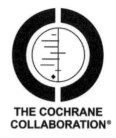

THE COCHRANE
COLLABORATION®

左｜循證醫學至今發展出來的面貌嚴
肅刻板，但其始創人 Archie Cochrane
本人的性情卻是熱誠、調皮、好辯而
富睿識的。

右｜「循證醫學」最著名的國際學術
協作組織 Cochrane collaboration 在
1992 年成立，至 2001 年全球已在 13
個國家成立了中心。

循證醫學的質疑（例如「循證醫學」會否抹殺醫生的臨床心得；
它會否成為醫療管理人的工具，桎梏醫生專業的自主性；「循證
醫學」會否成為收縮醫療撥款的藉口等等）。Sackett 最重要的貢
獻，或者是促使循證醫學成為醫學教育和培訓的框架範式，令循
證醫學之傳揚得以鞏固。現今歐美的醫學生，在他們畢業行醫
時，大概沒有誰是不曾接觸循證醫學方法學的。

中醫面對循證醫學
Chinese medicine in encounter with EBM

近年中醫學界開始注意到循證醫學的崛興與流行。中醫慣於對醫

學進行哲學思考，循證醫學的哲學看來真是乏味而無甚高論。楊維益認為，循證醫學要求在臨床上使用最好的研究證據，只是理所當然，並無新意；至於 Meta- 分析等方法與級別評定，也近乎象牙塔的產物，與實戰的臨床相距太遠。他認為循證醫學的「新」價值，只在於它提倡把研究證據、醫師心得、病人觀點三結合，尤其是醫師與病人的結合，「這是它的意義所在，儘管始作俑者可能並未意識到這一點」。只有在這一點上，循證醫學才值得把握，而且可與中醫學共通。他尤其不贊成對循證醫學的評價方法學全套亦步亦趨，「這樣只會表明中醫的頭腦比循證醫學的創始者更落後」。[25]

以為循證醫學特別重視臨床心得，可與中醫學相通，是良好意願，但可能是一廂情願。客觀上，循證醫學是一以貫之地嚴苛的，無論對西醫或中醫都是如此。它質疑一切既有醫療積習的可信性，堅持嚴格地批判主觀偏差的與研究方法上的偏倚（bias）。這裏面的「質疑之學」（循證醫學有嚴格評讀的方法，稱為critical appraisal），絕不是可以輕易對付過去的。按照循證醫學的評定準則，中醫很多療法只能列入第四、五級。例如以針灸治療脊椎神經受傷、腦創傷等疾病的研究，因為少案例而多不設對照組，若按循證醫學的評定是「可信性不高」。

廣州中醫藥大學賴世隆是少數曾接受嚴謹臨床流行病學訓練的中醫學者，曾在加拿大 McMaster University 進修，並從學於循證醫學的推動者 David Sackett，回國後成為循證醫學與臨床流行病學

應用於中醫學的推動者。他建議，在方法學上，中醫學可以從循證醫學與臨床流行病學汲取嚴謹的自我審視概念。尤其在臨床研究中，要堅持嚴格的邏輯推斷，包括識別與減少機遇（chance）對研究結論的影響，以及控制和減少偏倚（bias）對研究論的影響。他提出中醫藥循證研究可以著力於幾個領域，包括中醫藥治療性研究文獻的系統性分析（systematic review）、完善證候診斷標準、中醫藥隨機對照臨床試驗，建立科學、系統的中醫藥臨床療效評價體系，以及中藥不良反應因果關係判斷。[26]

千禧年前，國家中醫藥管理局也開始注重循證醫學教育。1999年6月，國家中醫藥管理局科技教育司在廣州召開「循證醫學與中醫藥研究」研討會。與會者的共識是：目前中醫藥研究的論文，採用嚴格的隨機對照試驗（RCT）方法進行的比例很少。循證醫學的關鍵，尤其在於「證據」的真實可靠程度。如果用於系統性評述（systematic review）的研究論文原始材料質量差，則系統性評述的結果也有大偏倚，這會使循證醫學成為「無米之炊」。會議總結提出要引入循證醫學方法進行中醫藥研究，特別須重視培訓，提高中醫藥「證據」的可靠性。會議更提出要從臨床科研人員，包括中醫藥學術雜誌的編輯人員培訓著手，提高科研素質和研究論文質量，並在全國中醫藥系統推廣與普及循證醫學和系統性評述的知識。[27]

這些建議，似乎要全面擁抱循證醫學的方法學與評價原則。認真跟進、全面推行的話，「中醫科學化」的問題將要掀起另一浪潮

的爭論，因為這意味著把中醫學發展納入嚴格的循證醫學範式；在主流中醫界看來，這種範式是外來的。然而，中醫學的臨床知識，可以完全依照循證醫學的格式去評價和審核嗎？

註

1　張維耀《中醫的現在與未來》，頁 14-18。

2　詹正嵩等編著《21 世紀的醫藥衛生》。第一至五點請見頁 31-36。

3　詹正嵩等編著，同上，頁 46。

4　詹正嵩等編著，同上，頁 80。

5　詹正嵩等編著，同上，頁 125。

6　詹正嵩等編著，同上，頁 115。

7　詹正嵩等編著，同上，頁 72。

8　高也陶、吳麗莉〈人類基因測序：民間挑戰政府〉，《醫學與哲學》2002 年 9 月，頁 26-30。（註：此前幾年，倫敦皇家學院女科學家 Rosalind Franklin 及美國加州理工大學 Linus Pauline 等多個研究組亦接近發現 DNA 的結構，Crick 是從 Franklin 的助手 Wilkins 提供的 X 射線衍射〔x-ray diffraction〕圖片中得到雙螺旋結構的線索。見謝悅之〈尋找 DNA 雙螺旋結構的背後故事〉，《信報》2003 年 6 月 7 日。）

9　高也陶、吳麗莉，同上，頁 26-30；吳嵐曉、郭坤元、秦煜〈基因工程藥物發展的歷史及啟示〉，《醫學與哲學》2002 年 12 月，頁 11-12。

10　高也陶、吳麗莉，同上，頁 26-30。

11　「三效」指高效、速效、長效，「三小」是劑量小、毒性小、副作用小，「三便」是便於貯存、攜帶和服用。

12　陳小野〈中西醫結合在我國醫學發展中的地位〉，第二屆中醫證的研究學術討論會發言，《中國中醫基礎醫學》1998（增刊），頁 17-20。

13　陳小野、佟彤、鄒世潔〈中醫理論現代化概述〉，http://www.cintcm.com/lanmu/julebu_zhuanjia/yisheng_chenxiaoye/chenxiaoye_lilun/lilum_15zhongshu.htm。（編者按：此網頁已失效。）

14　「方法論」，指現代的科學方法，例如實驗研究、計量方法等。

15　梅爾茨著、周昌忠譯《十九世紀歐洲思想史》第一卷，頁 116-117。

16　梅爾茨著、周昌忠譯，同上，頁 110。

17　梅爾茨著、周昌忠譯，同上，頁 144。

18　梅爾茨著、周昌忠譯，同上，頁 172。

19　Stevens R., *American Medicine and the Public Interest*, p. 57

20　Bynum W. F. 著、曹增芬譯《十九世紀醫學科學史》，頁 144-145。

21　李致重〈中醫現代化的若丁思考〉，錄入崔月犁王編《中醫沉思錄（一）》，頁 260-268。

22　張其成〈中醫現代化悖論〉，http://www.chinaqigong.net/tzdh/lunwen/zqc.htm，載《中國醫藥學報》1999 年第一期。（編者按：此網頁已失效。）

23　中國循證醫學中心，《知識窗》第一期，http://www.chinacochrane.org/cochrane_chinese/z1.htm。（編者按：此網頁已失效。）

24　關於 Archie Cochrane 其人其言，可參看 https://community.cochrane.org/archie-cochrane-name-behind-cochrane#Bio。

25　楊維益《中醫學：宏觀調控的功能醫學》，頁 306-309。

26　賴世隆〈中醫藥循證研究若干自身特點的探討〉，香港中西醫結合學會周年大會上的演講，2003 年 1 月 22 日。

27　循證醫學與中醫藥研究，http://www.cintcm.ac.cn/lanmu_ac/zhuanti/index_xunzheng.htm。（編者按：此網頁已失效。）

第十三章 ⌘ 2003 年 SARS 瘟疫裏的省思

Reflections in the SARS epidemic

2002 年初動筆時，中醫藥在香港的前景，連是否能作為常規的「補足醫學」（這是指在西醫為主的醫療體系中擔任補足與輔助的常規角色）都不曾確定。中西醫學有甚麼異同？可否相通？中醫面對現代有甚麼挑戰？現代醫學能否吸納中醫？這些本來都是有點遙遠的問題。沒有想到，2003 年春天，在動手校定書稿時，香港會忽然陷於一場瘟疫當中。在防治瘟疫聲中書寫本章，議題竟變得立體地真實和迫切。

世界衞生組織（WHO）在 3 月 15 日正式宣佈這是人類面對的一種全新的疫症，稱為 Severe Acute Respiratory Syndrome（嚴重急性呼吸道綜合症），簡稱 SARS。據各方資料，疫情是從 2002 年 11 月起在廣東與廣西爆發。內地把它稱為「非典型肺炎」，但它的病情顯然有別於其他已知的非典型肺炎，特別是在病發後的第二週，部分病人病情會急轉直下，不少病例更需要儀器協助呼吸，死亡率不低。它的傳染性極強，醫護人員與家人會集體感染。

2 月下旬，廣州一位劉醫生來香港參加婚宴，途中發病，22 日入住廣華醫院，其後不治。入院前，他在住宿的酒店傳染給了其他旅客和訪客，疫情從這兒向全球蔓延。其中一位訪客在 3 月 4 日因肺炎入住沙田威爾斯醫院。往下兩週，這位源頭病人輾轉傳染了 200 人，當中有 87 位醫護人員和 17 位醫學生。香港的抗疫戰幔於此掀起。

一位旅經香港往越南的陳先生也在這酒店受到感染，抵河內後

發病入院。WHO 駐越南的流行病學專家 Dr. Carlo Urbani 在 2 月 28 日參與會診。往下幾天，醫護人員紛染急病，Dr. Urbani 在 3 月 9 日說服河內衛生官員關閉醫院。3 月 12 日，WHO 收到 Dr. Urbani 的報告後，向全球發出警告。但在前一天，Dr. Urbani 自己也發病了，18 天後去世。除越南之外，新加坡、加拿大等國家亦相繼爆發疫症，並蔓延至 30 多個國家及地區。中國大陸有最少 26 個省、直轄市發現病例。台灣疫情在 4 月下旬開始嚴重爆發。

在瘟疫中相遇

Chinese medicine meets Western medicine in the SARS epidemic

在防治這次瘟疫的舞台，主角是傳染病與呼吸道疾病醫學、流行病學、公共衛生學、微生物學、分子生物學與基因研究。瘟疫把許多國家的科學家、醫藥衛生專家拉到一起，以世界衛生組織為首的跨國科學醫學共同體展示出它的力量。

瘟疫也令在香港的西醫與中醫相遇。

在內地，中醫藥在防治 SARS 之戰早已有一個與西醫配合的角色。香港是在 4 月底才研究引進中醫藥，當時爭議和問題不少。引進中醫藥之前，西醫治療成效尚稱滿意，威爾斯醫院首批百多名病人死亡率低，在 5% 以下，與廣東省中西醫結合的效果相

若。然而，這早期的鼓舞很快消退。從 3 月 21 日起，香港發生了由密集式多層大廈淘大花園（Amoy Garden）為起點的可怕社區爆發，300 多名居民同時發病，在幾天內湧進醫院，不但把整個香港公立醫院的抗疫戰推到極限，也引致新一浪的醫護人員集體感染；更可憂的是，這一浪病例的死亡率迅速上升，年老病人的死亡率超過六成，年輕病人與醫護人員的死亡個案也在 4、5 月間相繼出現。在疫症早期有效的藥物——利巴韋林（Ribavirin，一種抗病毒劑）和 Methylprednisolone（一種類固醇激素）——療效逐漸顯得有限。

新一代病毒似乎加強了殺傷力，又或者淘大花園的特殊環境因素令病者受到較嚴重感染，無論如何，統領全港公營醫院的香港醫院管理局（下簡稱「醫管局」）開始考慮引進中醫藥作為防治 SARS 的輔助手段的可行性。香港中文大學中醫中藥研究院梁秉中率先聯繫民間企業力量，推出中藥預防 SARS 的製劑。[1] 在香港有悠久中西醫服務傳統的廣華醫院也推出預防的中藥。

5 月初，廣東省中醫院醫師林琳和楊志敏應醫管局之邀，以研究交流的形式來港，參與診治 SARS，包括急症和康復階段的病人。

本地的中醫力倡加快引進中醫藥治 SARS，指陳內地早已確認中西醫結合有效。香港的西醫對此有廣泛而強烈的存疑。歷史與文化隔閡令香港西醫嚴加審視中醫的可信性，幾乎是從零開始。西

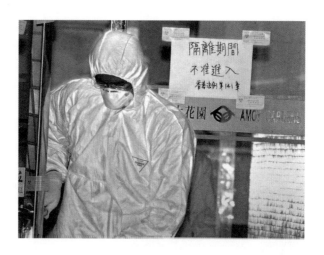

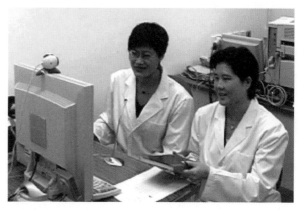

上｜以淘大花園（Amoy Garden）為起點的社區爆發，百多名居民同時發病，並引致醫護人員集體感染。疫症在密集的城市震撼特大。

下｜圖為廣東省中醫師林琳（右）和楊志敏（左）到港參與診治 SARS 病人。

醫未見到學術上堅實的報告，便問：「嚴格的證據在哪兒？」這也不是刁難，內地確未見發表嚴謹的中西醫結合與純西醫醫治SARS的療效比較。

中醫藥的支持者提出，SARS屬「溫病」範疇，中醫對抗時疫上溯至漢代張仲景治傷寒，而「溫病」的治療亦可從明代說起。西醫卻不接受這種邏輯。「溫病」範疇太廣泛籠統，這正如西醫不可以說自己有很多醫治「肺炎」經驗就能有效醫治SARS。「肺炎」也是太廣泛的大類，甚至「非典型肺炎」也有很多種，治法各異。

這是一次難得的中西醫相遇。然而，在香港，這也是不容易真正對話的場景。

5月4日，香港中西醫結合學會與醫管局協辦了一場「非典型肺炎中西醫治療探討會」。香港西醫介紹臨床經驗，廣東省來港的林琳醫師介紹中醫治SARS的分期、辨證和組方治則。在討論中，我提供了一些資料作側面補充，指出金代張元素（參見本書第二章）的《珍珠囊》中，以三個階段描述疫症病情，與西醫治SARS的思路相似。我引述的是武漢學者林建予、寇華勝的觀點。張元素《珍珠囊》描述病情的三個階段：

「初者，病邪初起，正氣尚強，邪氣尚淺，則任受攻。」

「中者，受病較久，邪氣較深，正氣較弱，任受且攻且補。」

「末者，病魔經久，邪氣侵凌，則任受補。」

他們以現代醫學語言作譯解：[2]

「疾病初起，邪氣侵犯，應儘快透邪外出，減少或消除抗原的病理危害。」

「疾病中期，正邪交爭，自身免疫亢進表現明顯，以大劑清熱解毒或活血祛瘀處之，可能會抑制病理性免疫。」

「後期邪盛正虛或無邪純虛，則以扶正固本為主，或兼以祛邪，以提高機體的免疫修復能力。」

有趣的是，這「三個階段」的診治思路與香港西醫專家摸索出的SARS病理規律和治則幾乎完全相同。SARS病毒入侵人體至發病，在第一週高速自我複製（viral replication），但對肺部的最大損害是在中期，病毒數目不再上升，病人自體的病理性免疫反應過度，肺部的瀰漫性肺炎及呼吸衰竭都是由病理性免疫造成的。[3]4月底，中大醫學院內科及藥物治療學系主任沈祖堯提出了調整治療方案的思路。抗病毒的藥物宜在早期投入；類固醇激素不宜從一開始就高劑量投藥，可觀察中期自體病理性免疫反應造成肺炎與呼吸衰竭的病勢，再作調較。病人的生理與病理反應，都是

須觀察參照的重要變數。這種動態的、具時相性（phasic）的治則思路，與中醫辨證論治可以相通。

本書第二章也提到，自金元時期，醫家已注意到不能照搬古方醫治時疫，治病法則要從現實實踐出發。這種探索改良的精神，往下開拓了明清兩代的「溫病學」。溫病學的重要性，不只是建立了一個派別；而是從根本上批判了硬套古典的思維，反對把溫病當作古時的傷寒病醫治。廣東省中醫院在醫治 SARS 一役中也是按診治的 SARS 病人百多例，實踐總結出各階段不同證型的治則。在廣東省中醫院的老中醫專家顧問中，鄧鐵濤亦為成員之一。本書第二章便曾提及鄧鐵濤對清代吳鞠通的溫病學深有研究，這可說是一脈相承，但其可貴處並不在直接套用古方，而是汲取傳統學問，重新「辨（瘟）疫」、分期、辨證，這是實證工夫。廣東省中醫院的方案也未必就是定論，但實踐為本的精神與香港的西醫可以相通。SARS 對西醫也是全新的對手，西醫也是在作全新的探索！這些探索並不完全符合「循證醫學」的金標準，卻是重要的學問精神。在這裏有中西醫相互理解的基礎。

醫學的科學武器
Medicine as "scientific weapon"

關於中西醫應如何對話與配合的討論，進展是緩慢的。我們彷彿又回到二十世紀的上半葉了。在這次的 SARS 瘟疫中，科學研究的運轉速度卻又比上一世紀初快得多。歐、美、亞洲 10 個國家

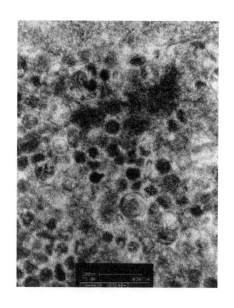

現今科學研究的速度比上一世紀快得多。在香港疫情爆發的第三週，香港大學的研究小組已發現病因是冠狀病毒（coronavirus）。
（圖片由香港大學 Prof. M.Peiris 提供）

及地區包括中國內地和香港的 13 個病理及微生物學研究實驗室日以繼夜地追尋致病原，成果之多之快，十分驚人。[4]

3 月 22 日，僅僅在香港疫情爆發三週之後，香港大學醫學院微生物學系裴偉士（Prof. Malik Peiris）及袁國勇率領的研究小組宣佈發現一種新冠狀病毒（coronavirus）是引致這次疫症的病原體（pathogen）。

4 月 11 日，美國疾病預防控制中心（CDC）確認冠狀病毒是可能的致病原，但指出，依嚴謹的標準，必須證明：（1）冠狀病毒不但可在病人的分泌物或排泄物培種出來，更必要有侵入活組

織的證據；（2）病毒須在活動物實驗證明可引致與 SARS 相似的病。[5] 這相當於微生物學著名的 Koch's postulates 的第三、四點要求。[6]

在香港，臨床醫學與病理學、病毒學研究很快滿足了第三項條件。活組織檢查（biopsy）來自廣華醫院一位 SARS 病人的肺部樣本。這位廣華醫院的病人便是前述廣州來港的劉教授的香港親人，2 月 25 日病發，其後不治。活組織檢查樣本早在 3 月 4 日已由伊利沙伯醫院的心胸外科醫生與廣華醫院治療 SARS 的小組合作，以 open lung biopsy 方法取得，後經病理學科工作人員連月鍥而不捨的努力，以電子顯微鏡確定冠狀病毒侵入肺組織。

4 月 16 日，世界衛生組織公佈：第四項條件也滿足了。[7] 荷蘭鹿特丹的 Erasmus Medical Center 病毒學家 Dr. Albert Osterhaus 的研究組在活猴進行三組試驗，第一組受 Coronavirus 感染的猴子嚴重發病，病情與人類 SARS 相似；另一組以 Metapneumonovirus 感染，病情與 SARS 不符；第三組兩種病毒同染，病情與第一組只受 Coronavirus 感染的猴子相若，並不更嚴重。[8]

在 4 月上旬，香港、德國與其他國家及地區的研究，逐步以基因的 RNA 排序、「聚合酶反應」（PCR, polymerase chain reaction）及相關的科技發展出臨床診斷的快速測試方法。雖然並非所有病人都有陽性反應，但在有陽性反應的病例上，診治的把握就大為提高。4 月中下旬，冠狀病毒的完整基因圖譜（genome）在美

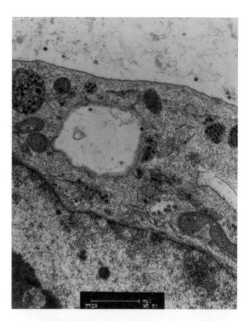

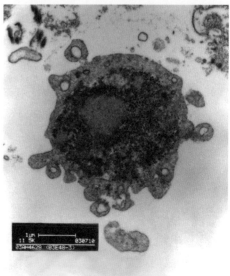

上｜另一幅香港大學發現的冠狀病毒圖。（圖片由香港大學 Prof. M.Peiris 提供）

下｜電子顯微鏡確定病毒侵入肺泡細胞 (alveocyte)。香港伊利沙伯醫院與廣華醫院合作取得活肺組織樣本，滿足了 Koch's postulates 確定病因的必要條件之一。（圖片由伊利沙伯醫院病理學科提供）

國、加拿大、香港等研究實驗室分別完成，為下一步病毒研究與藥物開發奠下基礎。

與基礎科學和微生物學研究並行的，是流行病學研究和公共衛生的病例追蹤、監察和調查，在短短兩個月內，累積珍貴的預防知識。前述多國及地區疫症能追蹤到那家酒店的同一層樓，是不平凡的成果。這裏重演了二十世紀公共衛生學與傳染病學、微生物學、病理學結合而展示的強大優勢。（參見本書第四章）這一次瘟疫，科學研究的反應更見快速。

科學口號與醫學框框
The polemics of Science and the restrictions of medicine

在香港，西醫主導公營醫療，醫管局迅速決定試行以中醫藥輔助防治這個新疫症（SARS），其實是逆著西醫的主流意見而行的。邀請廣東省中醫師參與，是謹慎而有點小心翼翼地啟步。香港的中醫希望能加速參與其事[9]，傳媒輿論也存有期望。總的來說，香港早已有全民覆蓋的現代西醫體系對抗疫症，民間則希望有中西醫結合診治 SARS 的選擇。

恰成對比反差的是，內地在 4 月 26 日撤換了剛上任不久的衛生部長張文康，指其在早期的抗疫階段不得力，然而張文康卻是中國中西醫結合的主帥人物（本書序言及第八章引述了張文康主編的《中西醫結合醫學》）。[10] 從 4 月中旬開始，內地抗瘟疫的主

調是「依靠科學」而非中西醫結合。5 月 17 日，內地舉行一年一度的科技活動週，主題便是「依靠科學、戰勝非典」。[11] 這次活動是以知識推廣為主，如在抗瘟疫的宣傳方面，疫情嚴重的山西 5 月 18 日刊出一篇文章，流露「依靠科學」的熱切企盼：[12]

「非典（非典型肺炎）是一種新發的嚴重傳染性疾病。當它突然襲來之時，人們對它有一個科學認識的過程，需要有科學的預防、控制、治療的知識、辦法和手段。缺乏理性，恐慌失措不行；盲目輕率，失卻防範也不行；不講科學，迷信愚昧更不行。而只有發揚科學求實的精神，依靠科學的力量才能行。其實，觀察人類戰勝一切疾病的歷史，戰勝一切自然災禍的歷史，就是一部摒棄迷信愚昧、依靠科學的歷史。

「我們依靠科學抗擊非典，雖已經取得了初步成效。但是，我們面臨的形勢依然嚴峻，任務依然艱巨。要取得全面的勝利，還需要再接再厲，繼續發揚科學求實的精神，繼續依靠科學的力量，在科學決策、科學管理、科學防治和科學普及、科學生活等方面取得新的提高和進步。」

這種「依靠科學」的抗疫思維反映了：現今中國對「科學」的樸素的熱切渴求與二十世紀初的中國對科學的追求是相連的。本書第六章引述了郭穎頤（D.W. Kwok）的 *Scientism in Chinese Thought(1900-1950)* 一書，「科學才是真知識」的概念在二十世紀曾被廣泛運用於社會文化和學術各方面，權威化而具獨斷性格，

甚至成為「科學主義」。

如果說得極端一點，當今的循證醫學也有這種權威化與獨斷的性格。循證醫學運動的主將之一 Muir Gray 主張「一切皆須循證」（"evidence-based everything"），意思是：在醫療範圍，無論是政策、組織、調配資源、行政管理、臨床、研究，一律要冠以「循證」evidence-based 為大前提。不循證的決策和診治決定必然不可信。[13] 這本書是「循證醫療管理」的必讀書，其中那種絕對理想化的觀點，與《山西日報》說「依靠科學的力量，在科學決策、科學管理、科學防治和科學普及、科學生活等方面取得新的提高和進步」在思維上並沒有甚麼根本的差別。

其實，也有西醫對「一切皆須循證」的提法感到困惑，尤其在臨床前線基層、精神醫學與其他學科的學者中，常見異議，質疑循證醫學過於獨斷。[14]

David Sackett 因此多次為文辯解：循證醫學不是一種「專制」（tyranny），RCT 也不是唯一的金標準（gold standard）；必須把文獻證據、臨床技巧（clinical expertise），與病人的人生觀相結合，才是良好的醫療。[15] 即使有此辯解，循證醫學的主旨總是規範的、約束的。

面對急如洪水的新瘟疫，循證醫學的格式與方法學顯得並不適應。在香港甚至全世界，大問題如最佳的醫治方案是甚麼、「小」

問題如醫護人員應穿戴甚麼保護裝備才是最好，都沒有完全堅實的證據；各方面不停掀起熾熱的、不無主觀意氣的爭論。防治瘟疫的經驗和知識，竟是以鬧哄哄的混沌形式「進化」，並不符合循證醫學那種冷靜分明的指令式的框框。醫治 SARS 病人，香港與廣東省的治療方案都以利巴韋林和類固醇為方案主體。利巴韋林和類固醇都是在急忙中試用的，並沒有機會預先進行有嚴謹分組比較的試驗。美國 CDC 就一直不信利巴韋林客觀上有效。[16]

循證醫學的方法學並不適應急迫多變的疫情形勢，是昭然可見的，儘管鬧哄哄的辯論畢竟也是以科學觀察和邏輯理性為基礎。關鍵的醫學問題，並不都能以循證醫學的格式研究。即使瘟疫再來，能以隨機對照試驗 RCT 解答的機率恐怕並不高。

科學的雙重性格
The dual characters of Science

醫學是年輕而嚴苛的科學小弟弟，它常常忘記，科學本來就有雙重性格。學者汪暉指出：在十七至十九世紀，科學是解放思想的力量，在二十世紀初中國知識分子如胡適等人對科學的渴求，也在於它的解放力量。但是，當現代科學權威化與獨斷化時，也有一重「控制」功能。[17] 因此，科學的「雙重性格」也可以調換次序論述：科學要求嚴謹的邏輯性、客觀性和可信的方法學，故而必須有「約束、規範」，但科學進展也必然有它不肯受教條約束的鬧哄哄的知識前線，這是科學的解放力量的所在。秩序中也要

有亂，才能開創。

循證醫學本非教條。Williams 說：循證醫學的開拓者 Archie Cochrane 是個「思想自由自在、會嘲弄傳統框框的宗匠式人物，絕不接受教條」。（"He was a free-thinking, iconoclastic individual with a healthy cynicism, who do not accept dogma."）Williams 甚至認為，如果 Cochrane 死而有知，必會為今天以他為名的僵固的醫學建制（rigid medical orthodoxy）而感傷。[18]

「循證醫學」不可以與「有效的醫學知識」劃上等號，這正如「精密科學」不能與「正確可信的知識」劃上等號（關於「精密科學」的由來，見本書第十二章）。邏輯推理與數學描述是精密科學的要素，但並非所有可信的知識都必然要建築在邏輯與數學上面。舉例而言，陶瓷的製作一度被視為工藝而非科學，然而它卻含有對各種物質在高溫之中的變化規律的極可靠的知識。又例如在科學史內地位崇高的達爾文進化論，它的提出也並不符合嚴格的「科學」定義。更早一些，植物學的興起，最初基本上只是對物種異同作分類，沒有數學也沒有實驗，它是否科學？

偉大的科學發現是否都建基於嚴謹精密的研究方法？我看並不盡然。愛因斯坦的《相對論》基本上在 41 歲以前完成，起點不是規行矩步的「科學方法」，而是很多的思辨空想。本書第一章提到哥白尼 1543 年發表震撼時代的「日心」天體學說（「地動說」），在起初也是神奇空想，在並未有多少證據之前，他早已

認定了太陽是中心點，不是木星、金星或其他天體。哥白尼似乎對太陽有神秘的宗教感。在最初提出時，哥白尼的「日心說」天體模型粗糙而問題重重。他與學術對手 Ptolemy 一樣，誤以為天體是以完美的圓形軌跡運行的，故此並不符合客觀的天文觀測數據，與 Ptolemy 一樣要設計很多複雜的「本輪」（epicycle）來使模型與數據符合。[19] 另一個例子是伽里略研究地心吸力。伽里略的實驗並非在比薩斜塔進行，他是用自己搭建的粗糙木坑軌道、一些大大小小的滾球，和一個自製的噴水計時器。依現代的標準，這整副實驗設計的可能誤差之大，令實驗的準確性成為疑問。[20] 新知的開拓常是以混沌形式啟端的。十七至十九世紀的西醫學最初也是充滿好奇而不準確的探索。

醫學進步與文藝復興的人本主義精神相連。人透過科學醫學的發現重新認識自己的理性力量，這可說是醫學「解放」的一面。「循證醫學」的精神則是它「規範」的一面。

中醫學面對現代科學，挑戰也是雙重的：要有效率地汲取現代科學的力量，釋放原有的方法學上的局限；另一方面則是借鑒現代科學的嚴謹性，建立客觀而有公信力的評價與規範。

學術的公信
Credibility and legitimacy in a modern world

現代中醫藥研究文獻與歷代中醫藥文獻浩如煙海，資料信息既龐

且雜，如何有效評價，比較優劣？可信與有價值的部分能否與牽強附會的部分區分？這是中醫學現代化的關鍵。現代化的標準之一是公信，因此建立公認可信的自我判別和評價的制度與標準，至為重要。

固然循證醫學有變得僵固獨尊的危險，但中醫藥卻是有太多可能而讓人無所適從。好像在 SARS 之戰，從內地、海外與本地中醫推薦給香港醫管局的藥方便如雪片飛至。數以百計的藥方不僅是難辨優劣，更根本的問題是，連對判辨優劣的方法與原則也難有學術上的共識。有人認為資料必須符合「循證醫學」格式才可信；有專家堅持符合醫治溫病的「理、法、方、藥」才可取；有人主張完全依照個別病人情況辨證施治；又有人主張不妨試用標準驗方。

可喜的是，內地的研究者在分辨優劣的工作初見果實。在中國中醫研究院牽頭下，近 150 名科研人員組成專組，運用 9 種動物模型、經過 118 次篩選，從 30 種中成藥選出 8 種，認為是對「非典」具療效的，並由中國中醫研究院院長曹洪欣在 5 月 25 日舉行的「海峽兩岸中醫藥防治 SARS 研討會」電視電話會議中發表階段成果。[21] 據稱，這 8 種中成藥有助退高燒、保護多臟器減低損傷、促進炎症吸收、減少激素使用量等。[22]

依嚴謹的立場，每一種治法和藥方都要承受更全面和深入的研究才可確立學術公信。例如曹洪欣提到「目前北京已有 1,000 餘

名患者接受了中醫和中西醫結合方法治療」；而據官方數字，至 5 月 25 日，北京的 SARS 患者累計 2,499 名，其中 704 人出院，167 人死亡。[23] 這樣看，似乎只有約一半人是接受了中醫和中西醫結合方法治療。要是能比較「中醫」、「中西醫結合」、「西醫」三者的療效，又能清楚知道三者是否近乎「隨機性」地分工（即所分配的病例在統計學上無病情輕重、年齡、性別及兼患慢性病的差別），可信性便會提高。減少抽樣偏倚（sampling bias）是非常基本的要求，這種基本考慮對評價中西醫都是適用的。即使不全盤接納「循證醫學」框框，也可吸納其中有價值的思維方法。

國家衛生部常務副部長高強 5 月 18 日在視察中國中醫研究院時，探望了「中西醫結合治療 SARS 的臨床研究」項目組，聽取曹洪欣、陳可冀等介紹研究進展。高強說：「非典是一個全新的疾病，現在還沒有特別有效的預防和治療手段，西醫和中醫都在摸索，希望通過這次防治工作，探索中西醫結合治療疾病的規律，建立一套成熟有效的機制。」這是慎重清醒的提法。[24]

SARS 是很好的中西醫合作的試金石。香港的公營醫療服務在 2002 年起步發展中醫藥以來，一直是以「循證醫學」和研究為主導思想的。經過 SARS 一役，我們也要想一想，在 150 年相碰撞之後，中西醫學最終是否只能以現有的「循證醫學」的硬格式合軌？

在回顧中西醫學近 200 年的發展軌跡後，西醫與現代科學結合的

優勢是明白不過的，但中醫學也在努力探索它在現代醫療的位置。科學方法不是唯一的可靠知識的來源，中醫藥也不一定要遵照整套循證醫學，但循證醫學背後那種「力求客觀、排除偏倚、明晰評定療效」的思維與原則，非建立成為常規不可。在現代社會，任何制度與組織行為，包括學科發展與醫學的公信確認，都得要通過客觀的「知識辯護」。[25] 因此，傳統古典權威與政府政策支持都不能取代學術公信。

※※※

在本書之末，可以重提一下通貫全書的兩個疑問：

「世界上沒有兩種醫學，真正的醫學只有一種？」

這個提法不符歷史，也不符現實。人類的醫學從來都是多元的。「一元」如循證醫學主導的現代西醫學，內部其實也是多元的。但是，多元的醫學，在具體的病者身上總要好好配合。主張多元而各自為政、假裝互不相干，無異是醫學上的卸責。

「中醫學會被現代淘汰嗎？」

這個問題，準確地說，應該是：如果中醫學拒絕與現代科學與循證醫學合流，堅守傳統，它會被現代社會淘汰嗎？我的判斷是不會，而且並不是因為它有政府政策作保護傘。這個判斷，與我是

否「信中醫」無關。現代西醫學在西方也並未曾淘汰另類醫學，相反，過度科技化的現代醫療似乎正在觸發另類醫學的勃興。問題是：中醫學是否甘於淪為芸芸另類醫學中的一員，抑或是要通過科學的關口，登上一個與現代西醫學較接近的學術平台？

我期望，也相信，這個問題終會有樂觀積極的答案。

註

1 這是以傳統玉屏風散和桑菊飲為基礎加減，再加上大青葉等相信具抗病毒作用的本草而成的。

2 林建予、寇華勝《中醫免疫醫學》，頁 89-90。

3 Peiris J.S.M. et al., and members of the HKU/UCH SARS Study Group, Clinical Progression and Viral Load in a Community Outbreak of Coronavirus-associated SARS Pneumonia: a Prospective Study, *The Lancet*, Vol. 361, Issue 9371, 2003, pp. 1767-1772

4 http://www.who.int/csr/don/2003_04_16/en/（編者按：此網頁已失效。）

5 http://www.cdc.gov/od/oc/media/transcripts/t030410.htm（編者按：此網頁已失效。）

6 Koch's postulates 是確立一種病原體真能引致某種傳染病的條件，包括：第一、在病人身上都能發現此病原體；第二、病原體能在病人體外培種出來；第三、四項條件如上述。Robert Koch 的貢獻亦可參照本書第一章。

7 http://www.who.int/csr/sars/2003_04_16/en/（編者按：此網頁已失效。）

8 Fouchier R.A.M., Kuiken T., Schutten M. et al., Aetiology: Koch's postulates fulfilled for SARS virus, *Nature*, Vol. 423, 15 May 2003, p. 240. 加拿大研究者和香港中文大學在 SARS 的早期研究發現不少病人的樣本有 metapneumonovirus，認為可能是 SARS 的病原體。Dr. Albert Osterhaus 的研究除了確立 Koch's postulates 第四項，也解答了 Coronavirus 才是 SARS 的病原體。

9 例如香港浸會大學中醫藥學院院長劉良任召集人的「香港中醫藥界抗炎行動小組」，《明報》，2003 年 5 月 27 日，A7 版。

10 〈非典肆虐時宣布"已控制疫情"落馬部長張文康〉，《南方都市報》，2003 年 5 月 21 日，文章載於新浪網，http://news.sina.com.cn/c/2003-05-21/0952141444s.shtml。

11 曲志紅〈2003 年科技活動周如期開幕〉，人民網 - 人民日報，2003 年 5 月 18 日，文章載於新浪網，http://tech.sina.com.cn/o/2003-05-18/1336188075.shtml。國內簡稱非典型肺炎為「非典」。

12 〈山西：科學求實降病魔〉，《山西日報》，2003 年 5 月 18 日，文章載於新浪網，http://news.sina.com.cn/c/2003-05-18/12331070727.shtml。

13 Muir Gray J.A., *Evidence-based Healthcare - How to Make Health Policy and Management Decisions*, pp. 156-158

14 參見 Williams D.D.R., Garner J., "The case against 'the evidence': a different perspective on evidence-based medicine"; Feinstein A., "Horowitz RI. Problems in the 'Evidence' of 'Evidence-based medicine'"; 及筆者 "Ethics and Narrative in Evidence-based Medicine" 一文。

15 例如 Sackett D. 1996 年在 *British Medical Journal* 的編者語 "Evidence based medicine: what it is and what it isn't."

16 香港醫學界在疫後回顧，經過較嚴謹的分析，亦承認單靠利巴韋林並無助於降低死亡率。

17 汪輝〈科學主義與社會理論的幾個問題〉，趙汀陽主編《現代性與中國》，頁 117-201。

18 Williams D.D.R., Garner J., "The case against 'the evidence': a different perspective on evidence-based medicine", *The British Journal of Psychiatry*, Vol. 180, Issue 1, January 2002, pp. 8-12

19 Chalmers A.F., *What is this thing called Science?* Hackett, Chapter 7; Gjertsen D., *Science and Philosophy - Past and Present*, p. 156

20 Gjertsen D., 同上，p. 244

21 《信報》，2003 年 5 月 26 日。

22 〈大陸專家：中醫藥治療 SARS 臨床優勢日趨明顯〉，央視國際，2003 年 5 月 26 日，http://www.cctv.com.cn/news/science/20030526/100617.shtml 及 http://news.sina.com.cn/c/2003-5-26/0934156859s.shtml（編者按：此網頁已失效。）

23 〈衛生部 25 日通報全國內地非典型肺炎疫情〉，央視國際，2003 年 5 月 25 日，http://www.cctv.com.cn/news/china/20030525/100518.shtml。

24 〈高強：要建立中西醫結合防治疾病模式〉，中國科學院，2003 年 5 月 19 日，https://www.cas.cn/zt/kjzt/zykfd/fzdt/200305/t20030519_1711460.shtml。

25 趙汀陽〈關於命運的知識〉，趙汀陽主編《現代性與中國》，頁 240-278。

Prelude of changing landscape in medicine

第十四章 ✤ 十年醫事幾番新

「十年醫事」只是一種說法。這一章增寫於 2022 年，距離初版定稿的日期竟已近 20 載。2003 年春天香港在 SARS 瘟疫當中，寫這一章時，COVID-19 肆虐已進入第三年，香港更因極高傳染性的新冠病毒 Omicron 變異病毒株出現海嘯式爆發，每天確診數字在 2022 年 2 月底破萬宗，醫院猶如戰地一樣。

在兩場全球瘟疫之間，中西醫學各自走了多遠？兩者的差距更大了還是收窄了？中醫發展的狀況和展望是更樂觀了還是面對更大挑戰？我補讀一些資料時，有這樣的印象：在大陸，中醫的發展得到政策的大力扶持但隱藏了問題；在台灣，中醫面對萎縮中的求醫病眾；在香港，中醫發展仍在躊躇。[1]

我也察覺，與 20 年前相比，今天各界對中醫發展的思考和辯論都變得十分平淡。上一代老中醫和名家對中醫學存亡有甚深的危機感，如今一代人漸逝，儘管在中醫現代化的範疇仍存有各種挑戰，但人們似乎傾向於在具體實踐中取得成績（例如中藥現代化產業），不再試圖以宏觀範式或較高層次瞻望遠景。

中醫存廢的最後一爭
The last debate on abandoning Chinese medicine

2006 年，那是簡體字版在內地出版後的第二年，一位內地記者聯絡我，想做個訪問，問我對其時學者張功耀在網上發起《促使中醫中藥退出國家醫療體制簽名的公告》簽名運動的看法。記者

注意到我曾在《當中醫遇上西醫》書中介紹過民國初年「廢止中醫」的歷史，以及「中醫現代化」的難題，希望我能作點評。

這個簽名運動的發起人張功耀說不是要取消中醫，而是推動中醫退出國家體制，集中資源大力發展西醫，讓中醫「作為一種民間醫學存在」。他的本業是科學史學者，自稱讀中醫 33 年，總結認為中醫並不能通過嚴謹的臨床醫療研究證明效用，甚至安全性也成疑。「國內醫學資源有限，現在的問題是當時累積下來的，如果當初能　心一意發展西醫，現在的醫療衛生就不會這麼落後了。」[2]

對此，其時國家衛生部新聞發言人斬釘截鐵地表示，「中醫藥既是我們的國粹，也是目前我國醫藥衛生領域不可分割的重要組成部分。在歷史上，中醫藥為中華民族的繁衍生息和健康作出了不可磨滅的貢獻。至今，在現實生活中中醫仍是我們解除病痛的一個重要選擇。如果有這樣的簽名行為，是對歷史的無知，也是對現實中中醫藥所發揮的重要作用的無知，衛生部堅決反對這樣的言論和做法。」[3]

我婉拒了訪問，但隨後亦有搜尋和閱讀相關資料。張功耀最先是在《醫學與哲學》發表文章〈告別中醫中藥〉，其後與留美的康復科醫生王澄發起網上簽名運動，幾天內取得過萬簽名支持。他們的具體主張有四項：一、刪除《憲法》第 21 條有關中醫的內容；二、採取適當措施讓中醫在 5 年內全面退出國家醫療體制，

回歸民間，以「無傷害」原則指導下，作為體制外的一種補充；
三、立即停止中醫中藥研究，把錢節約下來津助貧困人民看病；
四、善待已經取得執業資格的中醫師，引導中醫師轉向主流醫
學。

《中國青年報》訪問了無錫市中醫院副院長沈崇德。沈認為當前
的問題並不是要告別中醫，而是要拯救中醫。中醫中藥受政策保
護，沒有被取消之虞，但確實面臨危機。他的擔憂是，中醫學院
培養出來的中醫大多掌握西醫學知識，畢業後在職進修也有 96%
以上是在西醫系統下學習，對現代醫學知識的掌握遠遠超過對中
醫藥理論知識的掌握。甚至可以說，中醫院中醫藥理論知識幾乎
像是現代醫學知識的補充。這是失了自身的文化特性。中醫學的
文化特性不僅包含養生等淺近的觀念，也涉及中國文化的哲學認
知，若不認同陰陽五行學說，對天地人的哲學也不了解，就難以
真正認識生長其上的中醫藥學，但現實中有多少中醫學生有通曉
陰陽學說、認識典籍的心情和能力？[4]

沈崇德自己也是西醫出身。西醫出身而對中醫發展有這樣深切的
擔憂，即使在內地也應屬於少數中的少數。

中醫藥培養的人才趨於西化，來到現在仍是中醫界的擔憂。有評
論指院校教育忽視中醫經典和中華傳統文化教學、中西醫課程設
置主次不分明、學生臨床診治能力訓練不足，師承不全，中醫師
畢業後進了中醫院，又會按程度再以西醫培訓模式培養。[5]

中醫面對未來的挑戰，危機不再是缺乏國家支持。問題還是在於，在人才的世代傳承和內部的醫學更新兩方面都缺乏動力。

《中醫藥法》保障發展
"National Chinese Medicine Law" protects development

2016 年 12 月，《中華人民共和國中醫藥法》（《中醫藥法》）由全國人大常委會通過，2017 年 7 月 1 日起施行。這是史無前例地以法律保障中醫藥和促進發展，同時提供法律框架以規範中醫藥從業行為，保障醫療安全和中藥質量。

在保障和促進方面，《中醫藥法》規定「縣級以上人民政府應當將中醫藥事業納入國民經濟和社會發展規劃」（第 4 條），「舉辦規模適宜的中醫醫療機構，扶持有中醫藥特色和優勢的醫療機構發展」，合併、撤銷政府舉辦的中醫醫療機構須「徵求上一級人民政府中醫藥主管部門的意見」（第 11 條）。[6]

《中醫藥法》有一些規範性的條文含現代管理色彩，例如第八章以七條條文列出法律責任。此外，《中醫藥法》對傳承傳統中醫藥亦有所著墨，例如第二章的條文容許以師承方式學習中醫或經多年實踐的人員可以經一定程序取得中醫醫師資格行醫（第 15條），又訂明「開展中醫藥服務，應當以中醫藥理論為指導，運用中醫藥技術方法」（第 17 條）；第六章更有條文列明「省級以上人民政府中醫藥主管部門應當組織遴選本行政區域內的中醫藥

學術傳承項目和傳承人，並為傳承活動提供必要的條件」、「屬於非物質文化遺產代表性項目的，依照《中華人民共和國非物質文化遺產法》的有關規定開展傳承活動。」（第 42 條）[7]

在中國國情，法例訂立之後，爭議和辯論都會收斂，自此之後似乎再無需要討論中醫是否仍存在嚴重的發展存亡危機。不過，從《中醫藥法》草案諮詢和調研階段的討論，仍可隱約見到有些深層問題未能以法規處理。例如中國社會科學院經濟研究所研究員陳其廣在接受《經濟參考報》記者採訪時表示，一部好的《中醫藥法》需要妥當安排「繼承好發展好利用好」之間的相互關係。社科院中醫藥國情調研組撰寫建言書，指出若不認清中醫藥嚴峻現實問題產生和長期存在的原因，《中醫藥法》就難以勝任歷史使命；《中醫藥法》要有勇氣和智慧解決當前影響中醫藥健康生存和可持續發展的重大問題。調研組進而主張應「增加對中醫藥的保護力度」，鼓勵中西醫「配合」但反對「結合」，要「加大（對）干擾、破壞中醫藥行為的懲罰力度」。[8]

保護中醫發展的力度是否越大越好？如果一如上述沈崇德副院長所言，中醫發展的危機是內在的，那麼過度的政策保護會否幫倒忙？新近例子是北京市在 2020 年通過的《北京市中醫藥條例》，在徵求意見稿階段一度建議規定禁止詆毀或污衊中醫藥，把詆毀中醫藥列為刑事，最終在輿論譁然底下刪除。[9]

在新的世紀瘟疫裏

The new pandemic of the century

2003 年本書的初版定稿前遇上 SARS 瘟疫，我在最後階段添寫了第十三章，記述了 SARS 一役裏中醫在香港與西醫為本的醫療服務的相遇。如今我們處於新的一場世紀瘟疫——新冠肺炎（COVID-19）——當中。兩次瘟疫同樣屬於冠狀病毒（coronavirus），最初的爆發同像是以一種快速散播的非典型肺炎引起注意，SARS 始於廣東，新冠先見於湖北。當年 SARS 疫情已甚慘烈，現在全球新冠肺炎大流行的衝擊比 SARS 深和廣，可以說是千萬倍。SARS 瘟疫為時約半年，全球報告 8096 宗確診個案，774 人死亡。[10] 雖然疫情也蔓延多國，但主要是傳播於亞洲和加拿大較多華人居住的城市。內地有 5327 宗個案（349 人死亡），香港有 1755 宗（299 人死亡）。[11] 新冠肺炎從 2019 年在中國湖北掀起，至 2022 年 2 月 16 日書寫這一節時，疫情已肆虐全球兩年多，累計確診個案 4 億 1 千多萬宗，死亡達 5,832,333 人。[12]

在內地制度與政策支持下，中醫藥在新冠抗疫中有很好的出力空間。據國務院新聞辦公室公佈的《抗擊新冠肺炎疫情的中國行動》白皮書，中醫藥參與救治確診個案比例達到 92%。在北京市、吉林省及山東省青島市，中藥使用率、參與救治率達 100%，並且宣稱參與治療率亦達 100%。[13]

這可與 2003 年 SARS 的回顧數字比較。為本書初版作序的梁秉中教授在 SARS 疫後回顧中文文獻看中醫藥治 SARS 的成效,其中提到,在這一場疫症,內地 SARS 病人有四至六成有接受過中醫藥治療。比較之下,在今次新冠瘟疫中,中醫藥的使用率和參與救治率都非常高。[14]

當年中醫藥參與醫治 SARS 病人,也有不少文章宣稱高治癒率、高療效。在梁秉中教授文章的嚴謹檢視之下,並未作出這樣的結論。比較明確的結論是,有中醫藥參與,病徵(發燒、肺炎徵象)消退較快,也較少用上有嚴重副作用的類固醇藥物,但若說減低死亡率,仍不可下斷語。[15] 筆者在 SARS 疫後應邀為一本回顧的書撰寫一章專論中醫藥醫治 SARS 的功用,檢閱了質量較扎實的文獻,所得的結論基本上與梁秉中教授的文章相同。[16]

內地的新冠疫情在湖北武漢開始的第一波十分慘烈,死亡率高,其後嚴防疫情的清零策略奏效,仍有小規模的爆發但沒有對醫療系統構成多大衝擊,呈報的死亡率也變得極低。異常鮮明的反差令國內嚴謹的學者也覺疑惑,西安交通大學的團隊發表了精細分析,結論是湖北省以外的個案死亡率數字被低估。[17]

與 SARS 相比,新冠肺炎的病徵和病情都要更為參差多變。很多病人病情輕微,2020 年第一季之後,各地為防疫進行大量(數以千萬計)的病毒檢測,因而發現更多症狀輕微,甚至沒有症狀的感染者,要無偏差地客觀評價療效成為複雜的課題。

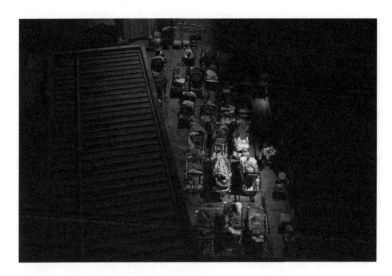

明愛醫院急症室隔離區。（圖片由《明報》提供）

中醫藥參與抗疫不單是醫療行動，背後有相當大的產業動力和政治經濟含意。抗疫立功被視為有助發展推廣產業。[18] 台灣中央研究院民族學研究所劉紹華在 2020 年出版的新書《疫病與社會的十個關鍵詞》提醒，中醫在中國的現代性追尋中，一直處於受政治影響，有起有伏，在民初受到廢除中醫藥的激進主張衝擊，但當今以民族主義的熱情看待，不但接納和推廣，可能走上另一極端而過度吹捧。[19]

新疫苗全球矚目

New vaccines in the world's spotlight

在全球新冠抗疫戰，中醫藥並沒有走出國門，全球矚目的是多國
高速開發和研製新冠疫苗，成果之多之快十分驚人。看時序表：

2019 年 12 月	湖北武漢爆發病因不明的發熱病。[20]
2019 年 12 月 31 日至 2020 年 1 月 3 日	中國向世界衛生組織報告了 44 例病因不明的肺炎患者。[21]
2020 年 1 月 10 日	上海復旦大學、中國疾病預防控制中心等中國研究機構公佈新型冠狀病毒的基因序列。[22]
2020 年 1 月 12 日	中國國家衛健委與世界衛生組織分享了新冠病毒的基因序列資訊。[23]
2020 年 1 月 24 日	中國疾病預防控制中心成功分離新型冠狀病毒毒株。[24]
2020 年 3 至 4 月	世界衛生組織最初預計，針對 SARS-CoV-2 的疫苗最少需時一年半才有望上市。[25] 各國緊急研發生產多種疫苗，第一款候選疫苗於 3 月進入人體測試階段，在 4 月已有上百種疫苗加入候選列。[26]
2020 年 7 至 8 月	兩款 mRNA 新型疫苗在 I／II 期臨床試驗證明有效。美國的莫德納（Moderna）藥廠及輝瑞（Pfizer）藥廠先後發佈試驗數據。[27] 後者是與德國的生物科技公司 BioNTech 合作開發疫苗。
2020 年 11 月	莫德納和輝瑞先後公佈臨床 III 期數據，其研發的 mRNA 疫苗有 95% 的保護力。[28] 英國的牛津大學（University of Oxford）與阿斯利康藥廠（AstraZeneca）合作研發的以腺病毒為載體的新冠疫苗有 70% 保護率。[29]
2020 年 12 月	中國國藥集團發表聲明稱臨床 III 期中期數據顯示其研製的滅活疫苗對預防新冠症狀有效率為 79%。[30]
2021 年 1 月起	多款新冠疫苗陸續在各國開始接種。

這裏僅列出在全球新冠肺炎大流行第一年率先研發成功、後來受

廣泛採用的四款疫苗。據世衛統計，至 2020 年 12 月，正在火速開發的候選新冠疫苗有 200 多種。其中，至少有 52 種候選疫苗已在人體試驗中。[31]

這是人類歷史上首次在瘟疫大流行中如此快速研發出有效的疫苗。研發疫苗需時，傳統疫苗的研製動輒需時 10 年，歷史上最快研製成功的腮腺炎（mumps）疫苗在 1967 年面世，也花了 4 年時間。[32] 中國也能在一年內研製出國藥和其他數款疫苗（包括香港也有採用的科興疫苗），這些是傳統的（包括滅活疫苗的）平台技術，能快速面世是靠組織速度和壓縮臨床試驗程序。這在當時引起一些科研倫理方面的關注。[33]

瘟疫全球肆虐催促疫苗的研發，而 mRNA 疫苗特別令人矚目，因為它是創新的生物科技，效用證明優於傳統疫苗，生產容易而且週期快，當新的病毒變異株出現，只要得到它的基因組序列，馬上可以啟動相應的新一代疫苗。但是它也有一些缺點，就是目前的款式需要特低冷凍儲藏，一些副作用會比傳統疫苗大，但整體而言令人驚喜。[34]

矚目的 mRNA 疫苗並非橫空出世。它的背後是動力十足的分子醫學（molecular medicine）和基因組學（genomics）。可以說是未來醫學的兩個引擎。後者的起源可以輕輕一提，當代人類基因組學（human genomics），常以 1990 年啟動、6 個國家（包括中國）20 個研究機構合作進行的人類基因組計劃（Human

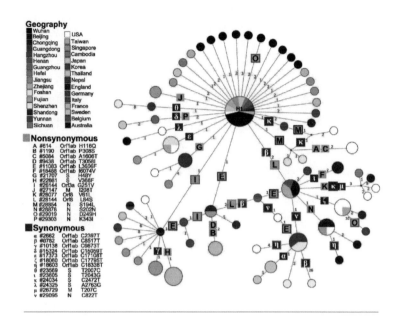

SARS-CoV-2 基因組樣本的單倍型。(圖片由王弘毅教授和趙淑妙博士提拱)

Genome Project)為新起點。這個龐大的基因組排序（genome sequencing）耗資 30 億美元，耗時 13 年才基本完成，恰巧就在 2003 年 SARS 瘟疫那一年。更驚人的是其後基因組排序科技的幾何式飛躍，在今天，完成一次全基因組排序不須一千美元，而且一天就可完成。同時，調節基因組功能的科學和編輯基因組的科技亦屢見突破，基因組醫學（genomic medicine）將會成為醫學新範式。

註

1 馬光中醫〈直面大趨勢／中醫產業的下一步〉，《覆盤：馬光中醫 30
   年創新之路》，文章載於《今周刊》，2020 年 1 月 21 日，https://
   www.businesstoday.com.tw/article/category/80393/post/202001210012；
   趙永佳、施德安〈求同存異：擺在香港中醫發展前面的五大議題〉，《明
   報》，2020 年 1 月 13 日。

2 〈取消中醫簽名運動發起人：中醫不科學安全難保障〉，新民網，
   2006 年 10 月 11 日，文章載於新浪新聞，http://news.sina.com.cn/c/
   h/2006-10-11/183411211474.shtml。

3 〈取消中醫簽名運動發起人：中醫不科學安全難保障〉，同上。

4 董偉〈告別中醫，還是拯救中醫——一個徵集「取消中醫」簽名的帖
   子引發的爭議〉，《中國青年報》，2006 年 10 月 13 日，http://zqb.
   cyol.com/content/2006-10/13/content_1536996.htm。

5 白曉芸〈遵循規律讓中醫藥事業人才輩出——五論學習貫徹全國中醫
   藥大會精神〉，《中國中醫藥報》，2019 年 11 月 7 日，載於〈中醫
   藥人才培養不能背離自身規律！九論大會精神第五論〉，北京秋雨堂
   中醫研究院，2019 年 12 月 19 日，http://www.healthchinese.org/news_
   view.asp?class_id=9&n_id=503。

6 《中華人民共和國中醫藥法》，載於法規司網站，http://www.nhc.gov.
   cn/fzs/s3576/201808/a6b71efcea4546bf89241252d0659eb6.shtml。

7 《中華人民共和國中醫藥法》，同上。

8 〈中醫藥如何才能立一部「好法」〉，壹讀，2016 年 1 月 22 日，文
   章原載環球網，https://read01.com/nM7Jme.html#.YmlJoNpBzEY。

9 林芷瑩〈北京中醫藥條例明年 5 月出台 「禁止詆毀中醫藥」條款被刪
   除〉，《香港 01》，2020 年 12 月 2 日，https://www.hk01.com/%E5%
   8D%B3%E6%99%82%E4%B8%AD%E5%9C%8B/556608/%E5%8C%97%E
   4%BA%AC%E4%B8%AD%E9%86%AB%E8%97%A5%E6%A2%9D%E4%BE%
   8B%E6%98%8E%E5%B9%B45%E6%9C%88%E5%87%BA%E5%8F%B0-%E7
   %A6%81%E6%AD%A2%E8%A9%86%E6%AF%80%E4%B8%AD%E9%86%A
   B%E8%97%A5-%E6%A2%9D%E6%AC%BE%E8%A2%AB%E5%88%AA%E9%
   99%A4。

10 *Summary of probable SARS cases with onset of illness from 1 November 2002
   to 31 July 2003*, World Health Organization, 24 July 2015, https://www.who.

int/publications/m/item/summary-of-probable-sars-cases-with-onset-of-illness-from-1-november-2002-to-31-july-2003

11 *Summary of probable SARS cases with onset of illness from 1 November 2002 to 31 July 2003*, 同上。

12 *WHO Coronavirus (COVID-19) Dashboard*, World Health Organization, https://covid19.who.int/, 參閱於 2022 年 2 月 17 日。

13 〈國家衛健委倡中醫治新冠　視乎情況對症下藥〉，東網，2022 年 2 月 16 日，文章轉載於 LINE TODAY 新聞，https://today.line.me/hk/v2/article/1DYOxE3。

14 Leung P. C.. The Efficacy of Chinese Medicine for SARS: A Review of Chinese Publications After the Crisis. *The American Journal of Chinese Medicine*, Vol. 35, No. 04, 2007, pp. 575-581, https://doi.org/10.1142/S0192415X07005077.

15 Leung P. C.. 同上。

16 Au D.K.S., Role of Chinese Medicine in treating SARS patients: Evidence in Context, 2006, in Chan J.C.K., Wong Taam V.C.W. (eds.), *Challenges of Severe Acute Respiratory Syndrome*, Chapter 23, 2006, pp. 393-410

17 Mi Y.N., Huang T.T. et al., Estimating the instant case fatality rate of COVID-19 in China, *International Journal of Infectious Diseases*, Vol. 97, August 2020, pp. 1-6, doi: 10.1016/j.ijid.2020.04.055. Epub 24 April 2020.

18 杜蘇敏〈100% 參與廣州確診患者治療，中醫藥抗疫有功，國際化進程加速〉，《時代周報》，文章載於騰訊網，https://new.qq.com/omn/20210628/20210628A06EBC00.htmlwww.time-weekly.com/wap-article/282607。

19 何欣潔〈【書摘】劉紹華：中醫藥與中國的現代性追尋〉，《端傳媒》，2020 年 10 月 18 日，https://theinitium.com/article/20201018-taiwan-covid19-keywords/。

20 林東威主編〈疫情大事記〉，CGTN, https://news.cgtn.com/event/2020/The-Pandemic/index.html

21 林東威主編，同上。

22 林雨佑、楊惠君等編〈【不斷更新】COVID-19 大事記：從全球到台灣，疫情如何發展？〉，《報導者》，https://www.twreporter.org/a/2019-ncov-epidemic（編者按：編者編輯時網頁最後更新時間為 2022 年 4 月 22 日。）；另可參閱張若婷、賀梨萍〈自然刊發中國論文：全球最早公佈的新冠序列如何在上海破譯〉，《澎湃新聞》，2020 年 2 月 4 日，

https://www.thepaper.cn/newsDetail_forward_5774723。

23 林東威主編〈疫情大事記〉，CGTN, https://news.cgtn.com/event/2020/
The-Pandemic/index.html

24 田曉航、王秉陽〈好消息！中國疾控中心成功分離我國首株新型冠狀
病毒毒種，它長這樣！〉，中國政府網，2020 年 1 月 25 日，文章原
載 新 華 社，http://www.gov.cn/xinwen/2020-01/25/content_5472065.
htm。

25 Grenfell R., Drew T., *Here's why the WHO says a coronavirus vaccine is 18
months away*, The Conversation, 14 February 2020, https://theconversation.
com/heres-why-the-who-says-a-coronavirus-vaccine-is-18-months-
away-131213

26 Figure 1: The general timeline of COVID-19 vaccine development by the end
of 2020, from Rzymski P., Burkowski L. et al, The Strategies to Support the
COVID-19 Vaccination with Evidence-Based Communication and Tackling
Misinformation, *Vaccines*, Vol. 9, Issue 2, 2021, p. 109, doi:10.3390/
vaccines9020109, https://www.researchgate.net/figure/The-general-
timeline-of-COVID-19-vaccine-development-by-the-end-of-2020_
fig1_348964785

27 Brothers W., *A Timeline of COVID-19 Vaccine Development*, BioSpace, 3
December 2020, https://www.biospace.com/article/a-timeline-of-covid-19-
vaccine-development/

28 〈新冠疫苗：牛津疫苗研發成功　三種疫苗各有優勢〉，BBC News
中 文，2020 年 11 月 23 日，https://www.bbc.com/zhongwen/trad/
science-55048528。

29 〈新冠疫苗：牛津疫苗研發成功　三種疫苗各有優勢〉，同上。

30 〈新冠疫苗：中國國藥　你可能想了解的三個問題〉，BBC News 中文，
2021 年 5 月 25 日，文章載於雅虎新聞，https://yahoo-news.com.hk/
BBCChineseNews/22890/。

31 *The different types of COVID-19 vaccines*, World Health Organization, 12
January 2021, https://www.who.int/news-room/feature-stories/detail/the-
race-for-a-covid-19-vaccine-explained

32 Brothers W., *A Timeline of COVID-19 Vaccine Development*, BioSpace, 3
December 2020, https://www.biospace.com/article/a-timeline-of-covid-19-
vaccine-development/

33 區結成〈新冠疫苗的憧憬與關注〉,《信報》「生命倫理線」專欄,
2020 年 10 月 26 日。

34 Blackburn L., *RNA vaccines: an introduction*, University of Cambridge PHG
Foundation Policy Briefing, October 2018, https://www.phgfoundation.org/
briefing/rna-vaccines

後記——
並答梁秉中教授

6 月初剛把《當中醫遇上西醫》的書稿送付出去；7 月底，在香港書展，我遇上《術數、天文與醫學：中國科技史的新視野》一書。這是香港城市大學一系列文化講座的匯編，內面錄有中醫學史家廖育群題為〈中國傳統醫學的「傳統」與「革命」〉的講辭。廖育群問：「現在的中醫是否與古代的中醫相同？如有不同，那麼區別何在？這樣的問題應該由誰來回答？」

廖育群自答：中醫業內大夫可能會說沒有甚麼區別，因為他們大多僅僅是在二維空間上看待並使用著這門「依然存活的古代科學」。

至於西醫，廖說：「西醫與一般人一樣——無力回答這樣的問題，因為他們不了解中醫這門學問。」

讀到這段話的一刻，展館內熙攘的人潮聲彷彿霎時寂然。我恰好是一名西醫，而付送的書稿中探索的恰好便是這些問題。

書稿完成後，我邀請同樣也是西醫但在中醫藥研究有資深經驗的梁秉中教授寫序，教授慨然允諾，並且在百忙中把全稿通讀了才動筆，令我感銘於心，難以言說。教授素來不做不痛不癢的事、

不說不痛不癢的話，在序言中介紹了本書主旨之外，立即進入實質討論，提出尖銳的觀點。他說本書題目「若改之為《當西醫遇上中醫》，可能亦屬適當」。他進而慨然曰：今日的香港，西醫屢聞中醫藥受壓制的傾訴，往往被迫表態。區醫生選擇了歷史的方向，作為省思的主線，是否出於巧妙地避開表態的需要？

我對中醫學與中醫現代化的觀點，在書的前言與末章都可以見到。本書以中醫思想在歷史中的發展、挑戰、危機為主線，不是為了避開表態的需要，也不是如教授所言的「出於厚道」。一名西醫在一時一地提出主張，論斷中醫應當如何發展方屬合理，或中西醫學應當如何融合，固然也可以寫成很可讀的一本書，但我真的認為，在中國內外，一人一時一地的主見——無論中醫或西醫觀點——不唯不缺，可能已經太熱鬧了。至於現實中的中西醫討論，又常是各自表述意見，無關痛癢。我渴望能夠稍為完整地回顧中醫與西醫在歷史裏的遭遇，更想弄清楚兩者在學術上相遇時，客觀存在的問題。

我曾聞香港大學美術史教授萬青力對他的博士生說：寫論文不須急忙樹立大理論和推銷觀點。到頭來，長久存在的不會是你們一

時的觀點創見，理論總是後浪推前浪的。反而是那些小心整理的具體素材，和隨之自然呈現的論點，會有更大的存在價值。

讓歷史說話，當然也離不開個人對那一段歷史的認知和理解。過去一年，在醫院工作以外，大部分精力都投放在此書的寫作上，認知與觀點自然隨之而增長。就此而言，確也可以說是「西醫遇上中醫」。這寫作經驗在我自己是有趣的，而且有興奮莫名的時刻，但對大眾讀者而言，一個西醫怎樣遇上中醫，實是無足道也。最終，本書的主旨，依然是希望把「中醫遇上西醫」的歷史與學術難題如實展現，好讓讀者接力思考。

餘緒

這次雖然為再版增寫了一章，但我沒有嘗試完整地思考中醫學如何走向未來的問題。若要概括並不完整的想法，我會這樣說：比起 2003 年初版完成的時候，中醫在中國的發展比二十年前無疑是更為扎實和穩固，但它能夠在世界醫學發生重要影響和作貢獻的空間反而變得狹窄。這是有見中西醫學發展的力量和速度的差距，在 20 年間正在拉闊而不是收窄。若不是有文化和政策的支持，未來中醫會否變得可有可無？

樂觀一些，當然也可以設想，中醫學根本不需要、或不應去與現代醫學競比力量和速度，而是老老實實立足於對大眾病人有裨益的醫學內涵。如果向這個方向發展，傳承醫學的精華，保證質量，就變得尤其重要。這卻似乎也是中醫學的軟肋。不照搬現代醫學的循證（evidence-based）研究範式，也必須建立嚴謹的同行評定（peer-review）的方法，以至不偏倚（unbiased）的嚴格評讀（critical appraisal）機制，因為不如此就無從去蕪存菁。

我也想起本書簡體字版在內地出版後的一點餘緒。2010 年，我收到從大連寄來的一本贈書，劉澄中、張永賢合著的《扁鵲經脈醫學》。兩位醫師作者各處海峽一岸，我與台灣的張永賢醫師有

一面之緣，之前他讀了出版不久的《當中醫遇上西醫》香港原版，有一次來港參加中醫藥會議時在會場特地找著我，對書中一些看法表示認許，並且在台推介此書。2010 年這本《扁鵲經脈醫學》附有他的一封厚厚的信，其中提到書中有章節對《當中醫遇上西醫》裏面有關針灸學的觀點有所評析。我拜讀了，這是整整一節，近四千字，十分仔細而有批判性地指出，很多人以為《黃帝內經》就是中醫學包括針灸學的總源頭，其實黃帝醫學只是一派，在中醫針灸學還有扁鵲學派，只是被壓抑了。其次解釋，扁鵲學派的「經脈醫學」與黃帝醫學講經絡與臟腑是不同的，在歷史上甚至是互相競爭的。作者由是指出我的書把「經絡」和「經脈」的歷史源頭混淆了。其三，現代內地中醫一直追尋「經絡」的實體，其實有不少證據支持，只是被主流中醫排擠，得不到應有的評價。

對於歷史上中醫有扁鵲學派，我略有所知，但無從窺見內貌。我既敬佩作者用心爬梳回顧古今中外文獻，為中醫學尋源，但也有感想：中醫學的真正價值是在臨床，如果在悠長的歷史中它不能從內部建立可靠的評定臨床價值的機制，那麼不單做不到去蕪存菁，久而久之甚至會流失有價值的知識和心得，或者在無情的歷

史偶然或政治風向中失其故步，被劣幣驅逐良幣。扁鵲學派的歷史或政治遭遇是否令今天的中醫學缺失一臂？我無法判斷，但因此更加相信，缺乏如實地自我評定的機制，應是中醫學面對未來的一個重要的問題。

初版 2003 年 11 月定稿於香港九龍醫院
再版 2022 年 3 月定稿於香港中文大學

參考書目

前言

1.　張文康主編《中西醫結合醫學》，北京：中國中醫藥出版社，2000。
2.　祝世訥《中西醫學差異與交融》，北京：人民衛生出版社，2000。
3.　陳文巖〈病不因人分黑白，豈能臟腑有中西？〉，香港《信報》，2001 年 3 月 3 日。
4.　謝永光《香港中醫藥史話》，香港：三聯書店，1998。

第一章：十九世紀前的西方醫學

1.　Cule J., Porter R. (Introduction), *Timetables of Medicine: An Illustrated Chronology of the History of Medicine from Prehistory to Present Times*, Worth Press, 2000.
2.　李約瑟著、李彥譯《中國古代科學》，香港：中文大學出版社，1999。
3.　廖育群主編《中國古代科學技術史綱‧醫學卷》，瀋陽：遼寧教育出版社，1996。
4.　趙洪鈞《近代中西醫論爭史》，合肥：安徽科學技術出版社，1989。
5.　李經緯《西學東漸與中國近代醫學思潮》，武漢：湖北科學技術出版社，1990。
6.　Unschuld P.U., *Medicine in China - a History of Ideas*, University of California Press, 1985.
7.　Unschuld P.U., *Chinese Medicine*, Paradigm Publications, 1998.
8.　杜聰明《中國醫學史略》，台灣：精華出版社，1959。
9.　Castiglioni A. 著、程之範譯《醫學史》，桂林：廣西師範大學出版社，2003。
10.　Magner L.N., *A History of Medicine*, Dekker, 1992.
11.　Ackerknecht E.H. 著、戴榮鈴譯《醫學史概論》，台灣：國立中國醫藥研究所，1966。

第二章：十九世紀前中國醫學的脈絡

1.　趙璞珊《中國古代醫學》，北京：中華書局，1997。
2.　葛兆光《中國思想史卷一‧七世紀前中國的知識、思想與信仰世界》，上海：復旦大學出版社，1998。
3.　人民健康網《黃帝內經》，http://www.wsjk.com.cn。（編者按：此網頁已失效。）
4.　《黃帝內經》，A+ 醫學百科，http://cht.a-hospital.com/w/%E9%BB%84%E5%B8%9D%E5%86%85%E7%BB%8F。
5.　史蘭華《中國傳統醫學史》，北京：科學出版社，1992。
6.　甄志亞、傅維康編《中國醫學史》，上海：上海科學技術出版社，1997。
7.　許健鵬、李國清編《中國古代名醫點評》，北京：中國醫藥科技出版社，2000。
8.　廖育群主編《中國古代科學技術史綱‧醫學卷》，瀋陽：遼寧教育出版社，1996。
9.　《中醫學》編輯委員會編《中國醫學百科全書‧中醫學（上）》，上海：上海科學技術出

版社，1997。

10. 席澤宗主編《中國科學技術史‧科學思想卷》，北京：科學出版社，2001。

11. 朱邦賢主編《中醫學三百題》，上海：上海古籍出版社，1989。

12. 廖育群《岐黃醫道》，瀋陽：遼寧教育出版社，1991。

13. 馬伯英《中國醫學文化史》，上海：上海人民出版社，1994。

14. 劉星主編《中醫各家學說》，北京：科學出版社，2001。

15. 李良松、郭洪濤《中國傳統文化與醫學》，廈門：廈門大學出版社，1990。

16. 鄧鐵濤《鄧鐵濤醫集》，北京：人民衛生出版社，1995。

第三章：中醫遇上西醫

1. 網上《中國醫學通史簡編》，http://www.cintcm.com/lanmu/zhongyi_lishi/Xulun/xulun3. htm。（編者按：此網頁已失效。）

2. 陳邦賢《中國醫學史》，台灣：商務印書館，1927（初版），1977（五版）。

3. 袁運開、周瀚光主編《中國科學思想史（下）》，合肥：安徽科學技術出版社，2000。

4. 許健鵬、李國清編《中國古代名醫點評》，北京：中國醫藥科技出版社，2000。

5. 李經緯《中外醫學交流史》，長沙：湖南教育出版社，1998。

6. 曹增友《傳教士與中國科學》，北京：宗教文化出版社，1999。

7. Cule J., Porter R. (Introduction), *Timetables of Medicine: An Illustrated Chronology of the History of Medicine from Prehistory to Present Times*, Worth Press, 2000.

8. Lee M.R., "Plants against malaria. Part 1: Cinchona or the Peruvian Bark", *Journal of the Royal College of Physicians of Edinburgh*, Vol. 32, Issue 3, pp.189-196, 2002.

9. Bynum W.F. 著、曹珍芬譯《十九世紀醫學科學史》，上海：復旦大學出版社，2000。

10. Magner L.N., A History of Medicine, Dekker, 1992.

11. 陳士奎〈變革「心主神明」為「腦主神明」──中醫腦科學理性發展的前提條件〉，《第二次世界中西醫結合大會論文摘要集》，北京，2002。

12. 王清任《醫林改錯》卷上，北京：中國中醫藥出版社。

13. 溫長路、劉玉瑋、溫武兵編著《醫林改錯識要》，北京：中醫古籍出版社，2002。

14. 馬伯英《中國醫學文化史》，上海：上海人民出版社，1994。

15. 趙洪鈞《近代中西醫論爭史》，合肥：安徽科學技術出版社，1989。

16. Unschuld P.U., *Medicine in China - a History of Ideas*, University of California Press, 1985.

17. http://www.aim25.ac.uk/cgi-bin/search2?coll_id=4624&inst_id=20。（編者按：此網頁已失效。）

18. 李經緯《西學東漸與中國近代醫學思潮》，武漢：湖北科學技術出版社，1990。

19. 史蘭華《中國傳統醫學史》，北京：科學出版社，1992。

20. 韋政通《中國十九世紀思想史‧下》，台灣：東大圖書，1992。

21. 杜聰明《中國醫學史略》，台灣：精華出版社，1959。

22. 〈中醫百年風雲錄〉，《市場報》，http://big5.peopledaily.com.cn/shch/199912/24/ newfiles/E101.html，1999 年 12 月 24 日。（編者按：此網頁已失效。）

23. 謝永光《香港中醫藥史話》，香港：三聯書店，1998。

1.　李經緯《中外醫學交流史》，長沙：湖南教育出版社，1998。
2.　李經緯《西學東漸與中國近代醫學思潮》，武漢：湖北科學技術出版社，1990。
3.　趙洪鈞《近代中西醫論爭史》，合肥：安徽科學技術出版社，1989。
4.　謝永光《香港中醫藥史話》，香港：三聯書店，1998。
5.　余巖《醫學革命論》初集，卷四〈六氣論〉，上海：商務印書館，1933。
6.　余巖《醫學革命論》初集，卷一，上海：商務印書館，1933。
7.　陳小野《中醫學理論研究》，北京：中醫古籍出版社，2000。
8.　余巖〈砭新醫〉，《醫學革命論選》，台灣：藝文印書館，1976。
9.　余巖〈傷寒發揮〉，《醫學革命論選》，台灣：藝文印書館，1976。
10.　陸廣莘《中醫學之道》，北京：人民衛生出版社，2009。
11.　韋政通《中國十九世紀思想史・下》，台灣：東大圖書，1992。
12.　梁啟超〈醫學善會敘〉，《飲冰室文集》，台灣：中華書局，1960。
13.　陳邦賢《中國醫學史》，台灣：商務印書館，1927（初版），1977（五版）。
14.　網上《中國醫學通史簡編》近代卷。
15.　Cule J., Porter R. (Introduction), *Timetables of Medicine: An Illustrated Chronology of the History of Medicine from Prehistory to Present Times*, Worth Press, 2000.
16.　杜聰明《中國醫學史略》，台灣：精華出版社，1959。
17.　余巖、劉崇燕著述《傳染病全書》，上海：商務印書館；卷一余巖著述〈赤痢篇〉，1922（初版）；卷二劉崇燕著述〈傷寒篇〉，1924（初版）。
18.　Unschuld P.U., *Medicine in China - a History of Ideas*, University of California Press, 1985.

第五章：惲鐵樵與張錫純的匯通試驗

1.　趙洪鈞《近代中西醫論爭史》，合肥：安徽科學技術出版社，1989。
2.　《靈樞・營衛生會》。
3.　《素問・痹論》。
4.　張仲景《傷寒論》卷二。
5.　惲鐵樵《傷寒論輯義》五卷，上海：商務印書館，1929（第二版）。
6.　網上《中國醫學通史簡編》近代卷，http://www.cintcm.com/lanmu/zhongyi_lishi/Xulun/xulun3.htm。（編者按：此網頁已失效。）
7.　吳厚新〈近代中醫學家惲鐵樵研究〉，《中醫研究院醫史文獻研究 88 級碩士研究生學位論文》，1991。
8.　李經緯《西學東漸與中國近代醫學思潮》，武漢：湖北科學技術出版社，1990。
9.　張錫純《醫學衷中參西錄》三冊，石家莊：河北科學技術出版社，1990。

1. 段治文《中國現代科學文化的興起 1919-1936》，上海：上海人民出版社，2001。
2. 郭穎頤著、雷頤譯《中國現代思想中的唯科學主義（1900-1950）》，南京：江蘇人民出版社，1998。
3. 楊國榮《科學主義：演進與超越》，台灣：洪葉文化，2000。
4. 網上《中國醫學通史簡編》近代卷。
5. 趙洪鈞《近代中西醫論爭史》，信陽：安徽科學技術出版社，1989。
6. Bynum W.F. & Porter R. (ed.), *Companion Encyclopaedia of the History of Medicine*, Routledge, 1997.
7. 馮顯威、劉進榮、安豐生、樊嘉祿《人文社會醫學導論》，鄭州：河南醫科大學出版社，2000。
8. Maulitz R.C., "The Pathological Tradition", in Bynum W.F. & Porter R.(ed.), *Companion Encyclopaedia of the History of Medicine*, Routledge, 1997.
9. 熊月之《西學東漸與晚清社會》，上海：上海人民出版社，1994。
10. 李經緯《西學東漸與中國近代醫學思潮》，武漢：湖北科學技術出版社，1990。
11. 任免之〈現代中醫史拾遺〉，載《大大月報》卷 11，1975 年 9 月。
12. 陳邦賢《中國醫學史》，台灣：商務印書館，1927（初版），1977（五版）。
13. 李致重〈中醫學必將走出悖論的困擾〉，「中醫之魂」網站文章，http://zyzh.y365. com/wen/beilun.htm。（編者按：此網頁已失效。）
14. 李致重〈中醫學必將走出悖論的困擾〉，載「導航中醫藥」網站文章，http://www.gtcm. info/forum.php?mod=viewthread&tid=24627。
15. 胡適〈中國哲學裏的科學精神與方法〉，1959 年夏威夷「東西哲學家會議」發表，載於《中國人的心靈——中國哲學與文化要義》，台灣：聯經出版社，1994。

第七章：五行學說——中醫學的基石？

1. 洪敦耕《醫易入門》，香港：天地圖書有限公司，2000。
2. 吳敦序主編《中醫基礎理論》，上海：上海科學技術出版社，1995。
3. 吳翰香編著《內經基礎理論的讀書隨筆》，北京：人民衛生出版社。1993。
4. 趙洪鈞《近代中西醫論爭史》，合肥：安徽科學技術出版社，1989。
5. Unschuld P.U., *Chinese Medicine*, Paradigm Publications, 1998.
6. 劉長林《內經的哲學和中醫學的方法》，北京：科學出版社，1982。
7. 祝世訥編《中醫學方法論研究》，濟南：山東科學技術出版社，1985。
8. 梁頌名、榮向路、江潤祥《中醫臟腑概說》，香港：中文大學出版社，1999。
9. 《中醫學》編輯委員會《中國醫學百科全書‧中醫學（上）》，上海：上海科學技術出版社，1997。
10. 馬伯英《中國醫學文化史》，上海：上海人民出版社，1994。
11. 侯占元主編《中醫問題研究》，重慶：重慶出版社，1989。

12. 鄧鐵濤《鄧鐵濤醫集》，北京：人民衛生出版社，1995。
13. 《素問・四氣調神大論》。
14. 梁茂新《中醫「證」研究的困惑與對策》，北京：人民衛生出版社，1998。
15. 曹培琳編著《陰陽五行運氣八卦及其在中醫學中的應用》，太原：山西科學技術出版社，1999。
16. 陳華《中醫的科學原理》，台灣：商務印書館，1991。

第八章：從臟器到臟象

1. 吳翰香編著《內經基礎理論的讀書隨筆》，北京：人民衛生出版社。1993。
2. 梁頌名、榮向路、江潤祥《中醫臟腑概說》，香港：中文大學出版社，1999。
3. 廖育群《岐黃醫道》，瀋陽：遼寧教育出版社，1991。
4. 趙洪鈞《近代中西醫論爭史》，合肥：安徽科學技術出版社，1989。
5. 張其成〈中醫現代化悖論〉，http://www.chinaqigong.net/tzdh/lunwen/zqc.htm，原載《中國醫藥學報》1999 年第 1 期。(編者按：此網頁已失效。)
6. 張其成〈在「科學化」的名義下，中醫自己消滅中醫〉，郝光明〈救救中醫吧〉報道之二，http://www.cuiyueli.com/cuiyueli/zhenxingzhongyi/zhongyizhanlue/pljy15.htm（編者按：此網頁已失效。）；張的詳細論證見〈模型與原型：中西醫的本質區別〉，《醫學與哲學》第 20 卷第 12 期，1999 年 12 月。
7. 楊維益《中醫學：宏觀調控的功能醫學》，香港：秋海棠文化，2001。
8. 楊扶國、齊南主編《中醫藏象與臨床》，北京：中醫古籍出版社，2001。
9. 《中醫學》編輯委員會編《中國醫學百科全書・中醫學（上）》，上海：上海科學技術出版社，1997。
10. 王洪圖主編《內經選讀》，上海：上海科學技術出版社，1997。
11. 侯占元主編《中醫問題研究》，重慶：重慶出版社，1989。
12. 朱邦賢主編《中醫學三百題》，上海：上海古籍出版社，1989。
13. 吳敦序主編《中醫基礎理論》，上海：上海科學技術出版社，1995。
14. 崔應珉、李志安、王憲玲《臟象理論臨床指南》，鄭州：鄭州大學出版社，2002。
15. 張文康主編《中西醫結合醫學》，北京：中國中醫藥出版社，2000。
16. 莊澤澄主編《中醫診斷學》，北京：科學出版社，1999。

第九章：針刺療法的古今道路

1. 嚴健民《中國醫學起源新論》，北京：北京科學技術出版社，1999。
2. 馬伯英《中國醫學文化史》，上海：上海人民出版社，1994。
3. Magner L.N., *A History of Medicine*, Dekker, 1992.
4. Kuriyama S., *The Expressiveness of the Body and the Divergence of Greek and Chinese Medicine*, Zone Books New York, 1999.
5. 程士德主編《內經》，北京：人民衛生出版社，1987。

6. 劉公望主編《現代針灸全書》，北京：華夏出版社，1998。

7. 麻仲學主編《國際針灸交流手冊》，濟南：山東科學技術出版社，1992。

8. 廖育群《岐黃醫道》，瀋陽：遼寧教育出版社，1991。

9. 周一謀、彭堅、彭增福著《馬王堆醫學文化》，上海：文匯出版社，1994。

10. 陳華《中醫的科學原理》，台灣：商務印書館，1991。

11. 陳漢平主編《現代中醫藥應用與研究大系·第 16 卷·針灸》，上海：上海中醫藥大學出版社，1995。

12. 黃龍祥《中國針灸學術史大綱》，北京：華夏出版社，2001。

13. 朱兵編著《針灸的科學基礎》，青島：青島出版社，1998。

14. Al-Sadi M., Newman B., Julious S.A., "Acupuncture in the Prevention of Postoperative Nausea and Vomiting", *Anaesthesia*, Vol. 52, pp. 658-661, 1997.

15. Spencer J.W., Jacob J.J. (ed.), *Complementary/ Alternative Medicine: An Evidence-based Approach*, Mosby, 1999.

16. 美國國家衛生研究院 NIH consensus statement 107。

17. 施杞主編《上海中醫藥大學中醫學家專集》，北京：人民衛生出版社，1999。

18. Stux G., Hammerschlag R. (eds.), *Clinical Acupuncture - Scientific Basis*, Springer, 2001.

第十章：「證」的生命力與困惑

1. 周琳琳〈中醫藥信息學發展現狀分析（II）〉，《中國中醫藥信息雜誌》，9 卷 10 期，2002 年 10 月。

2. 梁茂新、劉進、洪治平、徐月英《中醫證研究的困惑與對策》，北京：人民衛生出版社，1998。

3. 李致重〈證、証、症、候的沿革和證候定義的研究〉，載錄崔月犁主編《中醫沉思錄（一）》，北京：中醫古籍出版社，1997。

4. 甄志亞、傅維康編《中國醫學史》，上海：上海科學技術出版社，1997。

5. 王慶其《中醫證候病理學》，上海：上海科學普及出版社，1995。

6. 崔應珉、李志安、王憲玲編《臟象理論臨床指南》，鄭州：鄭州大學出版社，2002。

7. 門九章〈中西醫結合的現實思想與實踐〉，《醫學與哲學》2001 年 8 月，22 卷 8 期。

第十一章：中西醫學的現代對照

1. 蔡定芳〈變亦變，不變亦變——論中醫發展大勢〉，http://zyzh.y365.com/wen/bian.htm，原載《醫學與哲學》，2000 年第 4 期。(編者按：此網頁已失效。)

2. 張其成〈從中醫發展三派看中醫理論研究的切入點〉，http://zyzh.y365.com/wen/qierudian.htm。(編者按：此網頁已失效。)

3. 李申《中國古代哲學和自然科學》，上海：上海人民出版社，2002。

4. 馮澤永主編《中西醫學比較》，北京：科學出版社，2001。

5. 張大釗編著《中醫文化對談錄》，香港：三聯書店，2002。

6. 莊澤澄主編《中醫診斷學》，北京：科學出版社，1996。

7. 張文康主編《中西醫結合醫學》，北京：中國中醫藥出版社，2000。

8. 劉延伶、趙洪鈞〈「整體觀念」特色論之反思〉，《醫學與哲學》2002 年，23 卷 4 期。

9. 甄志亞、傅維康編《中國醫學史》，上海：上海科學技術出版社，1997。

10. 陳士鐸《辨證錄》，北京：人民衛生出版社，1989。

11. 門九章〈中西醫結合的現實思想與實踐〉，《醫學與哲學》2001 年 8 月，22 卷 8 期。

12. 梁茂新、劉進、洪治平、徐月英《中醫證研究的困惑與對策》，北京：人民衛生出版社，1998。

13. Gevitz N., "Unorthodox Medical Theories", in Bynum W.F. & Porter R. (ed.), *Companion Encyclopaedia of the History of Medicine*, Routledge, Vol. I, Chapter 28, pp. 604-606, 1997.

14. Cohen M.H., *Complementary and Alternative Medicine - Legal Boundaries and Regulatory Perspectives*, Johns Hopkins, 1998.

15. 馬伯英《中國醫學文化史》，上海：上海人民出版社，1994。

16. 張雲鵬主編《臨床中醫家：姜春華》，北京：中國中醫藥出版社，2002。

17. 李良松、郭洪濤《中國傳統文化與醫學》，廈門：廈門大學出版社，1990。

18. Kleinman A., "What is specific to Western Medicine?", in Bynum W.F. & Porter R. (ed.), *Companion Encyclopaedia of the History of Medicine*, Routledge, 1997.

第十二章：嚴苛的現代醫學

1. 張維耀編著《中醫的現在與未來》，天津：天津科學技術出版社，1994。

2. 詹正嵩等編著《21 世紀的醫藥衛生》，合肥：安徽科學技術出版社，2000。

3. 高也陶、吳麗莉〈人類基因測序：民間挑戰政府〉，《醫學與哲學》2002 年 9 月。

4. 謝悅之〈尋找 DNA 雙螺旋結構的背後故事〉，香港《信報》，2003 年 6 月 7 日。

5. 吳嵐曉、郭坤元、秦煜〈基因工程藥物發展的歷史及啟示〉，《醫學與哲學》2002 年 12 月。

6. 陳小野〈中西醫結合在我國醫學發展中的地位〉，發表於第二屆中醫證的研究學術討論會，1998 年 9 月 27 至 29 日，北京，載《中國中醫基礎醫學》1998（增刊）。

7. 陳小野、佟彤、鄒世潔〈中醫理論現代化概述〉，http://www.cintcm.com/lanmu/julebu_zhuanjia/yisheng_chenxiaoye/chenxiaoye_lilun/lilum_15zhongshu.htm。（編者按：此網頁已失效。）

8. 梅爾茨著、周昌忠譯《十九世紀歐洲思想史》，北京：商務印書館，1999。

9. Stevens R., *American Medicine and the Public Interest*, University of California Press, 1998.

10. Bynum W.F. 著、曹增芬譯《十九世紀醫學科學史》，上海：復旦大學出版社，2000。

11. 李致重〈中醫現代化的若干思考〉，載崔月犁主編《中醫沉思錄（一）》，北京：中醫古籍出版社，1997。亦載於：http://health.bdinfo.net/professional/traditional/westandeast/200103/7591420010315.htm。（編者按：此網頁已失效。）

12. 張其成〈中醫現代化悖論〉，http://www.chinaqigong.net/tzdh/lunwen/zqc.htm，原載《中國醫藥學報》1999 年第 1 期。（編者按：此網頁已失效。）

13. 中國循證醫學中心，《知識窗》第一期，見 http://www.chinacochrane.org/cochrane_

chinese/z1.htm。（編者按：此網頁已失效。）

14. 楊維益《中醫學：宏觀調控的功能醫學》，香港：秋海棠文化，2001。

15. 賴世隆〈中醫藥循證研究若干自身特點的探討〉，香港中西醫結合學會周年大會上的演講，2003 年 1 月 22 日。

16. 循證醫學與中醫藥研究，http://www.cintcm.ac.cn/lanmu_ac/zhuanti/index_xunzheng.htm。（編者按：此網頁已失效。）

17. 張其成〈從中醫發展三派看中醫理論研究的切入點〉，http://zyzh.y365.com/wen/qierudian.htm。（編者按：此網頁已失效。）

18. Kleinman A., "What is specific to Western Medicine?", in Bynum W.F. & Porter R. (ed.), *Companion Encyclopaedia of the History of Medicine*, Routledge, Vol. I, Chapter 2, 1997.

第十三章：瘟疫裏的省思

1. 林建予、寇華勝《中醫免疫醫學》，台灣：旺文出版社，1993。

2. Peiris J.S.M. et al., and members of the HKU/UCH SARS Study Group, "Clinical Progression and Viral Load in a Community Outbreak of Coronavirus-associated SARS Pneumonia: a Prospective Study", *The Lancet*, Vol. 361, Issue 9371, pp. 1767-1772, 2003.

3. http://www.who.int/csr/don/2003_04_16/en/（編者按：此網頁已失效。）

4. http://www.cdc.gov/od/oc/media/transcripts/t030410.htm（編者按：此網頁已失效。）

5. http://www.who.int/csr/sars/2003_04_16/en/.（編者按：此網頁已失效。）

6. Fouchier R.A.M., Kuiken T., Schutten M. et al., "Aetiology: Koch's Postulates Fulfilled for SARS Virus", *Nature*, Vol. 423, p. 240, 15 May 2003.

7. 《明報》，2003 年 5 月 27 日，A7 版。

8. 〈非典肆虐時宣布 "已控制疫情" 落馬部長張文康〉，《南方都市報》，文章載於新浪新聞，http://news.sina.com.cn/c/2003-05-21/0952141444s.shtml，2003 年 5 月 21 日。

9. 曲志紅〈2003 年科技活動周如期開幕〉，人民網 - 人民日報，文章載於新浪新聞，http://tech.sina.com.cn/o/2003-05-18/1336188075.shtml，2003 年 5 月 18 日。

10. 〈山西：科學求實降病魔〉，《山西日報》，文章載於新浪新聞，http://news.sina.com.cn/c/2003-05-18/12331070727.shtml，2003 年 5 月 18 日。

11. Muir Gray J.A., *Evidence-based Healthcare - How to Make Health Policy and Management Decisions*, Churchill Livingstone, London, UK, 1997.

12. Williams D.D.R., Garner J., "The Case Against 'the Evidence': a Different Perspective on Evidence-based Medicine", *The British Journal of Psychiatry*, Vol. 180, Issue 1, pp. 8-12, January 2002.

13. Feinstein A.R., Horwitz R.I., "Problems in the 'Evidence' of 'Evidence-based medicine'", *The American Journal of Medicine*, Vol.103, Issue 6,pp. 529-535, Dec 1997.

14. Au D.K.S., "Ethics and Narrative in Evidence-based Medicine", in Tao Lai J.P.W. (ed.), *Cross-Cultural Perspectives on the (Im)Possibility of Global Bioethics*, Kluwer Academic Publishers, 2002.

15. Sackett D.L. et al., "Evidence Based Medicine: what it is and what it isn't", *Editorial,The British Medical Journal*, Vol. 312, pp. 71-72, 1996.

16. 汪輝〈科學主義與社會理論的幾個問題〉，載趙汀陽主編《現代性與中國》，廣州：廣東教育出版社，2000。

17. Chalmers A.F., *What is this thing called Science?* Hackett, 3rd edition, 1999.

18. Gjertsen D., *Science and Philosophy - Past and Present*, Penguin, 1989.

19. 《信報》，2003 年 5 月 26 日。

20. 〈大陸專家：中醫藥治療 SARS 臨床優勢日趨明顯〉，央視國際，http://www.cctv.com.cn/news/science/20030526/100617.shtml，2003 年 5 月 26 日。

21. http://news.sina.com.cn/c/2003-5-26/0934156859s.shtml（編者按：此網頁已失效。）

22. 〈衛生部 25 日通報全國內地非典型肺炎疫情〉，央視國際，http://www.cctv.com.cn/news/china/20030525/100518.shtml，2003 年 5 月 25 日。

23. http://news.nm/cninfo.net/181/2003-5-19/20011887.htm（編者按：此網頁已失效。）

24. 〈高強：要建立中西醫結合防治疾病模式〉，中國科學院，https://www.cas.cn/zt/kjzt/zykfd/fzdt/200305/t20030519_1711460.shtml，2003 年 5 月 19 日。

25. 趙汀陽〈關於命運的知識〉，載趙汀陽主編《現代性與中國》，廣州：廣東教育出版社，2000。

第十四章：十年醫事幾番新

1. 馬光中醫〈直面大趨勢 ／中醫產業的下一步〉，《覆盤：馬光中醫 30 年創新之路》，文章載於《今周刊》，https://www.businesstoday.com.tw/article/category/80393/post/202001210012，2020 年 1 月 21 日。

2. 趙永佳、施德安〈求同存異：擺在香港中醫發展前面的五大議題〉，《明報》，2020 年 1 月 13 日。

3. 〈取消中醫簽名運動發起人：中醫不科學安全難保障〉，新民網，文章載於新浪新聞，http://news.sina.com.cn/c/h/2006-10-11/183411211474.shtml，2006 年 10 月 11 日。

4. 董偉〈告別中醫，還是拯救中醫——一個徵集「取消中醫」簽名的帖子引發的爭議〉，《中國青年報》，http://zqb.cyol.com/content/2006-10/13/content_1536996.htm，2006 年 10 月 13 日。

5. 白曉芸〈遵循規律讓中醫藥事業人才輩出——五論學習貫徹全國中醫藥大會精神〉，《中國中醫藥報》，2019 年 11 月 7 日，載於〈中醫藥人才培養不能背離自身規律！九論大會精神第五論〉，北京秋雨堂中醫研究院，http://www.healthchinese.org/news_view.asp?class_id=9&n_id=503，2019 年 12 月 19 日。

6. 《中華人民共和國中醫藥法》，載於法規司網站，http://www.nhc.gov.cn/fzs/s3576/201808/a6b71efcea4546bf89241252d0659eb6.shtml。

7. 〈中醫藥如何才能立一部「好法」〉，壹讀，文章原載環球網，https://read01.com/nM7Jme.html#.YmlJoNpBzEY，2016 年 1 月 22 日。

8. 林芷瑩〈北京中醫藥條例明年 5 月出台「禁止詆毀中醫藥」條款被刪除〉，《香港 01》，https://www.hk01.com/%E5%8D%B3%E6%99%82%E4%B8%AD%E5%9C%8B/556608/%E5%8C%97%E4%BA%AC%E4%B8%AD%E9%86%AB%E8%97%A5%E6%A2%9D%E4%BE%8B%E6%98%8E%E5%B9%B45%E6%9C%88%E5%87%BA%E5%8F%B0-%E7%A6%81%E6%AD%A2

%E8%A9%86%E6%AF%80%E4%B8%AD%E9%86%AB%E8%97%A5-%E6%A2%9D%E6%AC%BE
%E8%A2%AB%E5%88%AA%E9%99%A4，2020 年 12 月 2 日。

9. Summary of probable SARS cases with onset of illness from 1 November 2002 to 31 July 2003, World Health Organization, https://www.who.int/publications/m/item/summary-of-probable-sars-cases-with-onset-of-illness-from-1-november-2002-to-31-july-2003, 24 July 2015.

10. WHO Coronavirus (COVID-19) Dashboard, World Health Organization, https://covid19.who. int/, 參閱於 2022 年 2 月 17 日。

11. 〈國家衛健委倡中醫治新冠　視乎情況對症下藥〉，東網，文章轉載於 LINE TODAY 新聞，https://today.line.me/hk/v2/article/1DYOxE3，2022 年 2 月 16 日。

12. Leung P. C., "The Efficacy of Chinese Medicine for SARS: A Review of Chinese Publications After the Crisis". The American Journal of Chinese Medicine, Vol. 35, No. 04, pp. 575-581, https://doi.org/10.1142/S0192415X07005077, 2007.

13. Au D.K.S., "Role of Chinese Medicine in treating SARS patients: Evidence in Context", 2006, in Chan J.C.K., Wong Taam V.C.W. (eds.), Challenges of Severe Acute Respiratory Syndrome, Chapter 23, pp. 393-410, 2006.

14. Mi Y.N., Huang T.T. et al., "Estimating the instant case fatality rate of COVID-19 in China", International Journal of Infectious Diseases, Vol. 97, pp. 1-6, doi: 10.1016/j.ijid.2020.04.055, August 2020. Epub 24 April 2020.

15. 杜蘇敏〈100% 參與廣州確診患者治療，中醫藥抗疫有功，國際化進程加速〉，《時代周報》，文章載於騰訊網，https://new.qq.com/omn/20210628/20210628A06EBC00. htmlwww.time-weekly.com/wap-article/282607。

16. 何欣潔〈【書摘】劉紹華：中醫藥與中國的現代性追尋〉，《端傳媒》，https://theinitium. com/article/20201018-taiwan-covid19-keywords/，2020 年 10 月 18 日。

17. 林東威主編〈疫情大事記〉，CGTN, https://news.cgtn.com/event/2020/The-Pandemic/index.html

18. 林雨佑、楊惠君等編〈【不斷更新】COVID-19 大事記：從全球到台灣，疫情如何發展？〉，《報導者》，https://www.twreporter.org/a/2019-ncov-epidemic（編者按：編者編輯時網頁最後更新時間為 2022 年 4 月 22 日。）

19. 張若婷、賀梨萍〈自然刊發中國論文：全球最早公佈的新冠序列如何在上海破譯〉，《澎湃新聞》，https://www.thepaper.cn/newsDetail_forward_5774723，2020 年 2 月 4 日。

20. 田曉航、王秉陽〈好消息！中國疾控中心成功分離我國首株新型冠狀病毒毒種，它長這樣！〉，中國政府網，文章原載新華社，http://www.gov.cn/xinwen/2020-01/25/content_5472065.htm，2020 年 1 月 25 日。

21. Grenfell R., Drew T., Here's why the WHO says a coronavirus vaccine is 18 months away, The Conversation, https://theconversation.com/heres-why-the-who-says-a-coronavirus-vaccine-is-18-months-away-131213, 14 February 2020.

22. Figure 1: The general timeline of COVID-19 vaccine development by the end of 2020, from Rzymski P., Borkowski L. et al., "The Strategies to Support the COVID-19 Vaccination with Evidence-Based Communication and Tackling Misinformation". Vaccines, Vol. 9, Issue 2, p. 109, doi:10.3390/vaccines9020109, https://www.researchgate.net/figure/The-general-timeline-of-COVID-19-vaccine-development-by-the-end-of-2020_fig1_348964785, 2021.

23. Brothers W., A Timeline of COVID-19 Vaccine Development, BioSpace, https://www.biospace.com/article/a-timeline-of-covid-19-vaccine-development/, 3 December 2020.

24. 〈新冠疫苗：牛津疫苗研發成功　三種疫苗各有優勢〉，BBC News 中文，https://www.bbc.com/zhongwen/trad/science-55048528，2020 年 11 月 23 日。

25. 〈新冠疫苗：中國國藥　你可能想了解的三個問題〉，BBC News 中文，文章載於雅虎新聞，https://yahoo-news.com.hk/BBCChineseNews/22890/，2021 年 5 月 25 日。

26. The different types of COVID-19 vaccines, World Health Organization, https://www.who.int/news-room/feature-stories/detail/the-race-for-a-covid-19-vaccine-explained, 12 January 2021.

27. 區結成〈新冠疫苗的憧憬與關注〉，《信報》「生命倫理線」專欄，2020 年 10 月 26 日。

28. Blackburn L., RNA vaccines: an introduction, University of Cambridge PHG Foundation Policy Briefing, https://www.phgfoundation.org/briefing/rna-vaccines, October 2018.

圖片出處及鳴謝

頁 48 下 http://micro.magnet.fsu.edu/primer/museum/

頁 48 左上 http://cgfa.sunsite.dk/e/p-edelfel1.htm（編者按：此網頁已失效。）

頁 57 上 《中國醫學通史·文物圖譜卷》（北京：人民衛生出版社，2000）

頁 57 下 《中國醫學通史·文物圖譜卷》（北京：人民衛生出版社，2000）

頁 59 下 廣州中醫藥大學醫史博物館

頁 65 上 廣州中醫藥大學醫史博物館

頁 65 下 廣州中醫藥大學醫史博物館

頁 75 上 http://www.mobot.org/MOBOT/research/library/kohler/1763_078.jpg（編者按：此網頁已失效。）

頁 75 下 http://utopia.knoware.nl/users/aart/flora/Scrophulariaceae/Digitalis/D.grandiflora/1.close.jpeg（編者按：此網頁已失效。）

頁 83 左下 《中國醫學通史·文物圖譜卷》（北京：人民衛生出版社，2000）

頁 87 右 《中國醫學通史·文物圖譜卷》（北京：人民衛生出版社，2000）

頁 87 左 《中國醫學通史·文物圖譜卷》（北京：人民衛生出版社，2000）

頁 87 上 *History of Chinese Medicine* (Tientsin: Tientsin Press Ltd., 1932)

頁 89 廣州中醫藥大學醫史博物館

頁 103 廣州中醫藥大學醫史博物館

頁 108 *History of Chinese Medicine* (Tientsin: Tientsin Press Ltd., 1932)

頁 109 www.trichinella.org/history/image%20pages/rudolph_choose.ht（編者按：此網頁已失效。）

頁 119 《中國醫學通史·文物圖譜卷》（北京：人民衛生出版社，2000）

頁 121 廣州中醫藥大學醫史博物館

頁 142 右 《中國醫學通史·文物圖譜卷》（北京：人民衛生出版社，2000）

頁 142 左 《中國醫學通史·文物圖譜卷》（北京：人民衛生出版社，2000）

頁 144 《中國醫學通史·文物圖譜卷》（北京：人民衛生出版社，2000）

頁 161 上 《全國著名老中醫鄧鐵濤教授學術思想研討會》（北京：中華中醫藥學會及廣州中醫藥大學，2001）

頁 185　http://art-bin.com/art/medhistorypix/omedicalimages.html

頁 195　《十四經絡及腧穴圖譜》（台北：正源出版社，1993）

頁 227 上　www.planete-homeo.org/pratique/organon.htm（編者按：此網頁已失效。）

頁 238　www.life.uiuc.edu/animalbiology/biohistory/genome.html（編者按：原網頁已失效。
　　　　同一圖片請見以下 University of Illinois 網頁，顏色設計略有不同。https://www.life.
　　　　illinois.edu/ib/494/genome.html）

頁 241　http://www.cintcm.com/lanmu/julebu_zhuanjia/yisheng_chenxiaoye /chenxiaoye_lilun/
　　　　lilum_15zhongshu.htm（編者按：此網頁已失效。）

頁 247 右　www.poems.msu.edu/InfoMastery/Intro/limitations.htm（編者按：此網頁已失效。）

頁 247 左　www.healthevidence.ch/ebphI/evidence_based_medicine.htm（編者按：此網頁已
　　　　失效。）

頁 257 上　《心連心》（香港：明報出版社，2003）

頁 257 下　香港醫院管理局

頁 261　香港大學 Prof. M. Peiris

頁 263 上　香港大學 Prof. M. Peiris

頁 263 下　伊利沙伯醫院病理學科

頁 285　《明報》，2022 年 2 月 16 日。鄧宗弘攝。

頁 288　王弘毅、趙淑妙及研究團隊。見發表報告：The origin and underlying driving forces
　　　　of the SARS-CoV-2 outbreak, *Journal of Biomedical Science*, Vol. 27, No. 73, 2020, https://
　　　　doi.org/10.1186/s12929-020-00665-8。圖片使用獲王教授和趙博士授權，特此鳴謝。

未有列明出處的圖像，絕大部分為當時之期刊、書籍及經常被引用者（我們的工作不
過是搜尋最清晰的版本）。在此特別要鳴謝香港大學圖書館暨醫學圖書館，以及香港
中文大學圖書館。如果沒有這些豐富的館藏，將令此書失色不少。

[書名]
當中醫遇上西醫——歷史與省思（增訂版）

[作者]
區結成

[責任編輯]
李安　劉穎琳　羅文懿

[書籍設計]
姚國豪

[出版]
三聯書店（香港）有限公司
香港北角英皇道四九九號北角工業大廈二十樓
Joint Publishing (H.K.) Co., Ltd.
20/F., North Point Industrial Building,
499 King's Road, North Point, Hong Kong

[香港發行]
香港聯合書刊物流有限公司
香港新界荃灣德士古道二二〇至二四八號十六樓

[印刷]
美雅印刷製本有限公司
香港九龍觀塘榮業街六號四樓 A 室

[版次]
二〇〇四年二月香港第一版第一次印刷
二〇二三年三月香港增訂版第一次印刷

[規格]
特十六開（148mm × 205mm）三一二面

[國際書號]
ISBN 978-962-04-5000-6

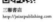
三聯書店
http://jointpublishing.com

JPBooks.Plus
http://jpbooks.plus